杏林筆記

2

行醫路上的生命沉思

賴其萬——著

推薦序

視病猶親：如果病人是我的親人，我會作何抉擇？

曾任台大醫學院神經科教授
現任恩主公醫院教授、佛教蓮花基金會董事長　陳榮基

賴其萬醫生是我多年台大醫院的同事老友。當他完成台大醫院神經精神科住院醫師的訓練，升任主治醫師後，計畫攜眷（同科服務的張燕惠醫師）赴美進修，他保證完成訓練後一定回國服務。我也幫他「作保」，才讓主任同意他們夫婦一起自費留職停薪赴美進修。二十多年後，終於候鳥知返，回國服務。我因為機緣介紹他去參觀花蓮慈濟醫學院解剖科成功的人道教學屍體勸募，讓他選擇落腳慈濟服務與教學，還擔任慈濟醫學院院長，後轉任教育部醫學教育委員會（醫教會）服務，從醫教會祕書到主委，多年主持全國醫學院評鑑，持續為台灣的醫學教育品質的提升

而努力；他不但博讀好書，常常撰寫書評並介紹給好友們閱讀；也不斷發表注重醫學倫理醫病關係的卓越文章，並持續出書，期待提升台灣的醫療環境與醫病關係。欣見這本《杏林筆記2》的問世，承蒙他讓我有幸先行拜讀。感佩之餘，只好答應寫序強力推薦。

本書分成「醫生與病人、家屬」，「醫師的培育與人文教育」及「醫者的自省與生老病死的沉思」三大章節。很細膩與用心的分析醫生的熱心工作與無奈及病人／家屬的徬徨與無助。

本書第一章第一篇「多了解病人家屬的感受」，提到曾經在台大醫院神經精神科與我共事的凱博文（Arthur Kleinman）教授悉心照顧失智症的夫人的經驗，他所說的「照顧這種病人是極端的身心俱疲，因此真正有效的照顧需要能夠使照顧者本身得到實質上與感情上的支持。」一語道破病人家屬的無助。當家屬為親人的病緊張無助的時候，心理上很容易受到挫折。此時醫護人員，不經意的應對進退的小疏失，都可能誘發激烈的不滿與反應！在醫生還沒有弄清楚緣由時，醫病糾紛已經爆發了。醫師乃至所有醫療人員要隨時很細膩的去了解病人／家屬的恐懼與無助的感受，適時提供「實質上與感情上的支持」，真是談何容易！但卻是很重要的。

在「讓我難忘的一位老病人」一文提到的肌無力症的病人的經驗，病人對醫師二十幾年的感念，使賴醫師提到「醫師對病人所做的『事』與病人被醫師所感動的『情』」。「這位讓我難忘的老病人使我找到工作的意義，也了解為什麼有人堅信『當醫生是一種福氣』。」我也曾經有位患威爾遜氏病（肝腦病變）的病人，為她做出正確診斷後，因為當時台灣沒有進口該病的有效用藥，我介紹她到美國海軍研究所去接受長期免費治療。其後二十多年，雖然我沒有直接治療她，但是每年過年，她們夫婦都會帶一盒水果來向我拜早年，讓我一直感受到賴醫師說的「當醫生是一種福氣」。

在門診，有時候透過朋友或親戚的介紹，不得不在已經很繁忙的時段，為病人「加號」，有些加了號的病人，下一步會要求可否提前先看！我在不得不提前先看後（對不起已經候診很久的病人），有時會告訴病人，我自己在台大醫院應診，雖然看診醫師是我的學生，我看他實在很忙，病人太多，我還是「乖乖的」坐在候診室一兩小時，等到輪到我的號碼！真希望病人能夠多體諒醫師！

為了促進醫病和諧，讓醫師與病人間多做溝通，賴醫師號召好友們，共同在民報開設「醫病平台」的專欄，期待更多的醫療人員以及病人／家屬，能夠把自己的經驗，發表在這個「平台」，透過一再的溝通，讓我們的醫療環境，除了跟得上科技發展，更能夠彼此多了解，互相信任與諒解，越來越和諧。我在二〇一六年八月二十三日【醫病平台】發表了一篇「如果他是我的親人，我會做什麼樣的選擇？」容我在此引用一段敘述，分享本書的讀者朋友們：

「醫師常被要求要視病猶親，要用同理心（empathy）來面對病人。醫師應該與病人／家屬，仔細說明病情，治療／處置的各種選擇，每種選擇的可能後果，不要讓病人／家屬有錯誤的期待。如果那是一個很困難的選擇，應該設身處地，為病人／家屬設想，如果病人是我的親人（我的父母兄弟姊妹或子女）時，我會做何選擇。然後協助病人／家屬做成可能是最好、至少是最不會後悔的選擇。」

「我常教育我的學生，設身處地告訴病人／家屬，「如果他是我的親人，我會做什麼樣的選擇。為什麼？」我也常告訴病人／家屬，可以請問醫師：「如果病人是你的親人，你會做什麼樣的選擇？為什麼？」

期待這本書可以使更多的醫師，能夠將病人當作親人；更多的病人／家屬能夠將醫師當作可以信任的朋友或親人！

推薦序

身教言教的良醫良師

台大醫學院院長 張上淳

八月的某一天，賴其萬教授在台大醫學院參加完會議後，到我的辦公室與我討論一些事情，並告知我，他即將把他過去於《經典雜誌》專欄所撰寫的文章再次集結成書，出版第二冊的「杏林筆記」，並詢問我是否可幫忙寫推薦序，難得有此榮幸，我二話不說就答應了（應該說我回答賴教授說，若賴教授認為我夠資格幫他寫序，我就義不容辭）。不久之後，賴教授就請經典雜誌的同仁寄來了預定集結於本書的全部文章，非常榮幸也非常高興有機會在正式出書前，完整的閱讀了全部七十三篇發人深省的文章。

賴教授是我台大醫學系的大學長，與賴教授結識是多年前在醫學教育的會議及相關活動上認識的，當然也不時在報章雜誌上讀到他對於醫學教育改進、對於醫師應該努力精進、對於醫病關係的改善等面向發表精闢見解的文章，他發自內心的建議與提醒，每每令人感動（包括我在內）。而後，因為我從二〇〇二年起就擔任台大醫院教學部主任，負責規畫與督導台大醫院對於台大醫學系學生各項臨床教學活動內容與執行之相關事宜，因此與賴教授的互動日漸增加，也才有更多的認識，而後我持續長時間擔任台大醫院、台大醫學院醫學教育相關的主管，因而更常與賴教授一起討論醫學教育的事務，個人對於賴教授在美國長時間的服務、在神經學領域有很好的成就後，毅然放棄人人稱羨的職位，回到台灣來服務，且是到較偏遠的花蓮慈濟醫學院任教，擔任醫學院院長，努力於一個新興醫學院的發展，內心是敬佩有加。賴教授在花蓮服務一段時間之後，為了方便照顧年邁父親，回到台北，任職於和信治癌中心醫院，協助宋瑞樓前院長、黃達夫院長，更廣泛的努力於台灣醫學教育的提升，其間曾擔任台灣醫學院評鑑委員會的執行長、主任委員、教育部醫學教育委員會的召集人等，長年努力於台灣醫學教育的改進、提升品質，其苦口婆心，用心良苦，十餘年來，始終如一，在台灣的醫界與醫學教育界是人人都知道，人人都敬佩的典範和長者。

賴教授不只致力於台灣醫學教育制度的規畫以及藉由評鑑提升各醫學院的教學品質，他還持續在第一線直接參與臨床教學的工作，教導醫學生如何做好最基本、最重要的病史詢問、身體診察；除了因為這些教學對於培育醫學生成為好醫師是非常重要的基本功外，他認為身為老師的人，身教重於言教，因此，從直接第一線與病人互動中，更能讓醫學生了解並從中學習基本的臨床技能，以及醫病溝通、醫病關係建立、與人文關懷等重要的面向。

此外，賴教授也常利用機會與學生們見面晤談，傾聽學生的意見與看法，藉此得知我們在醫學教育上的不足；也往往藉與同學見面的機會，給予同學們人生觀的指導或回答同學各式各樣的問題，尤其在他的文章中經常可看到，他經由與學生直接的來往中，得知學生的狀況，更常常因見到學生成長而覺得滿心歡喜。此種師者傳道、授業、解惑者的形象在賴教授身上一覽無遺。

由賴教授的文章中，還可見到賴教授對於醫師以及身為醫學生的老師們的許多重要提醒，為了病人，醫師除了在醫學知識與技術上應持續的精進成長之外，對於與病人、家屬的互動，也應時時自我反省，是否時時有替病人及家屬做最好的考量，是否於應對進退之間都做得恰當。經由時時的自省，使得自己無愧於身為一位醫師應盡的職責。而若同時是醫學生及年輕醫師的指導者，則更應時時檢討反省，自己是否有替學生多做考量，是否成為學生的好榜樣，因為身教重於言教，故更需時時自我反省。培育優秀的下一代醫師以服務廣大的民眾，應該是從事醫學教育的我們最重要的使命。

賴教授的文章中也可見到對於因生、老、病、死等人生變化而悟出的人生哲理，對於一般民眾或是身為病人及家屬也應有正確的就醫觀念，賴教授也不時提出呼籲，在在也都是值得大家深思，並從中習得正確觀念與態度的好文章。因此，真的很高興見到賴教授再次將其經典文章集結成書，讓更多的人得以一次完整的閱讀、省思，尤其是從事醫療工作或醫學教育的我們，更是值得好好的細讀，好好的品味其中的道理與意義。在現今講究績效、功利的時代，醫病關係、醫療環境快速改變的時候，這些暮鼓晨鐘的文章，更是從事醫學教育的我們應深思如何一起努力，教育出下一代醫師不只具有與時俱進的醫學專業知識與技能，更不可忘卻人文關懷、專業素養是成為一位良醫的基本要求，期待大家經由閱讀本書後一起為台灣未來的醫療而努力。

推薦序

醫病又醫心的謙遜仁者

經典雜誌文稿召集人　潘美玲

屈指一算，十五年了，我看到的賴教授謙沖認真始終如一。

二〇〇一年剛到經典雜誌接下執行主編的位置，第一個接觸的專欄作者就是賴其萬醫師，除了交稿準時，內容往往引起廣大迴響共鳴，詢問度極高，他的文字簡單真誠，難得的是溫婉之中又蘊含力道，閱畢總有一種被療癒的感覺。

幸運的是，之後即便職位的改變，仍舊得以有機會繼續與賴教授合作，在社內成為當月第一位先睹為快的讀者，而每次讀完文章都有一種如沐春風的感受，急著與同仁們一起分享，這時候的辦公室就搖身一變，成為醫病關係的思辯論壇，大家紛紛將親身的就醫經驗，諸如等候與就診時間的懸殊落差，親人在醫院就醫的品質與受氣責難等等，紛紛各抒己見，最後總是出現「好醫生真難逢」的喟嘆！

台灣有全世界最棒的健保，但卻不見得有優質的醫病關係。在【杏林筆記】專欄中，賴教授不以醫生高高在上的姿態，反而設身處地，隨時調整自己的視角，設想著如果我是病人，我會希望什麼樣的醫生來治療我，以同理心去看待眼前的病苦大眾，真誠的關切交流出一篇篇真情流露，覺察自省的深刻好文。

看病的診間成為賴教授的社會實踐場域，透過用心地看診，與病人互動，對森羅萬象眾生的精闢觀察，他的同理心與自省能力，每每淬鍊出專欄中文字的火花，觸動了每一位讀者的心弦。

愈有能力的人，責任愈大。

行醫四十年，賴教授的角色愈趨多元，他是個醫者、學者、作家，更是個心寬念純的思想家、教育家、行動家。

除了筆耕不輟，二〇一六年六月他與理念一致的朋友在社群媒體《民報》創建了「醫病平台」專欄，為台灣的醫療品質提供一帖解方。「了解方能產生愛」，醫生、病人雙方有了互相了解的溝通管道，始能尊重友愛，襄助台灣醫療品質一步步向上提升。

同為文字工作者，不時會問自己的一個問題是，手中的一枝筆到底能為這個社會做些什麼？看到賴教授的著作，有了一種豁然開朗的領會。醫師手中的手術刀能夠醫病，賴教授的一枝筆，卻能醫心。

可以這麼說，賴教授開啟了台灣社會正視「醫病關係」的先河，另方面也倡導了「醫生要有醫德，病人也要有病德」的觀念，病人與醫生互相體諒，共臻身、心和諧的社會關係。

賴教授的著作溫暖了許多人的心，甚至影響他們的作為，起而行地將這份人間善意繼續傳遞下去。對於許多以文字為志業的人來說，這是多麼令人豔羨的成就呀！

感謝賴教授以醫師的身份，為台灣社會樹立起醫者的典範，以作家的身份，在滔滔濁世中收伏了浮動的人心。

經典雜誌以出版《杏林筆記2》為榮，賴教授的人文素養亦讓我們相信，文字的微弱力量，確實能撼動人心，讓世界步向美好！

作者序

杏林筆記又一章

賴其萬

二〇〇一年承經典雜誌總編輯王志宏先生的邀請，我開始撰寫【杏林筆記】專欄。二〇一〇年王總編邀請我將這專欄發表的文章，扣除收錄於已出版的書冊外的文章集結成書，出版了《杏林筆記》。今（二〇一六）年六月底當我即將赴美休假時，心血來潮，發現這專欄又已積下不少文章，而在經典雜誌編輯同仁的幫忙下，促成了這本《杏林筆記2》的問世。

本書將這些文章歸類為三個主題：

「醫生與病人、家屬」：這一直是我回國將近二十年來持續關懷的議題。事實上，我回國後第一次接到邀稿就是老友戴正德教授想要編撰一部國內學者集體創作的醫學倫理教科書，而當時我就以醫學倫理探討「醫病關係」。這幾年來，我也深感在台灣談「醫病關係」，「病人的家屬」是不容忽視的一環。

「醫師的培育與人文教育」：如何培育下一代的醫師對將來台灣社會大眾所接受的醫療品質具有深遠的影響。令人擔心的是台灣在健保制度的不合理給付以及醫院的經營方式，醫界與社會大眾都已習慣於醫師沒時間好好看病，而過度依賴高科技檢查，導致醫療費用的激增，但卻沒有帶來醫療品質的改善。因此醫學教育的重視同理心與人文關懷，應是扭轉當前偏差的醫療行為的重要方針。但這也不是醫界一廂情願即可達成，台灣社會環境也需要改變，「醫生要有醫德，病人也要有病德。」當前醫療大環境一定要改善，才能鼓勵有心做對的事的年輕醫師繼續堅持理想，也更希望台灣更多的病人與家屬能接受醫學生參與他們的照護，讓他們學到臨床醫學的精髓，將來我們的兒子、孫子才會有好醫生照顧。

「醫者的自省與生老病死的沉思」：醫師這職業往往只看到一些感激我們的病人與家屬，但卻無從由那些對我們的服務不滿意而離開的病人與家屬發現自己需要改進的缺點，也因此「醫者的自省」是非常重要的修養。同時隨著自己年紀的增長，加上這十幾年來在癌症醫院的工作環境，更使我深切思考人生的價值、老、病、死等嚴肅的議題。

我也要在此特別說明在不同主題，我使用「醫生」、「醫師」、「醫者」不同的字眼，因為我認為，在與病人應對時，「醫生」比較近乎民間行之有年的稱謂；在論及醫學教育或職業，還是使用「醫師」；而就個人的行為，則以「醫者」較為貼切。

回國最大的收穫毫無疑問的是我因此能夠陪伴父親度過他一百零一年人生的最後十年，補償去國二十幾年無法晨昏定省的遺憾，並從他身上學到許多生命的智慧。同時也因此，我才有緣認識許多國內的良師益友，踏上醫學教育這條路，而展開新的人生旅程。更沒有想到的是，透過一些機緣，我開始定期撰寫專欄、讀好書、寫書摘，而使自己的觸角更敏銳。這些因緣際會使我在回國的這段歲月找到了人生的第二春。

最後我要在此向三位在百忙中答應幫我寫序的朋友，表達我誠摯的謝意。

陳榮基教授是我當年進入台大神經精神科接受住院醫師訓練時的啟蒙老師之一。他對台灣的貢獻不只是在神經學界，最近幾十年來他投入蓮花基金會所做的各種有關生命末期的照護，以及為台灣「安寧緩和醫療條例」的立法與推廣所做的努力更是令人感佩。

張上淳教授是台大醫學院院長，是當前台灣醫學教育的龍頭老大。這幾年來他在醫學教育方面的努力、對醫學人文團隊的支持以及醫學教育制度的建立是有目共睹。他在日理萬機的工作壓力下，居然對我的不情之請，二話不說就答應幫我寫序，讓我由衷感激。

潘美玲小姐是經典雜誌文稿召集人，也是【杏林筆記】專欄的「美容師」。她的敬業精神以及經常撰寫的專題報導令我深感佩服。我期待她從「籬笆的另一邊」，幫忙我們更深入了解病人與家屬對醫生的期待，從而引導醫界思考醫師培育與醫者自省的方向。

最後我還要感謝經典雜誌王志宏總編輯、蔡文村叢書主編、何祺婷叢書編輯的幫忙以及我的祕書楊書安小姐。同時我也要特別感謝內人張燕惠醫師長年對我無怨無悔的支持。

目錄

醫師的培育與人文教育

醫生與病人、家屬

多了解病人家屬的感受

最近不少醫生因為自己生病，而對醫生這職業有了更深一層的感受，寫出的文章或拍成的電影，都使人深受感動，而我們這些熱心醫學教育者，也都紛紛向醫學生與年輕的醫生鄭重推薦，希望能藉著這些人的體驗，我們能將心比心，提升醫者對病人的「同理心」。然而，當我們自己成為病人的家屬時，卻常因為醫師這職業對自己所照顧的其他病人所需要的專注，而無法像一般人一樣地全神照顧生病的家人，這不僅造成了感情上的遺憾，也因此錯失了這種難得的機會，以更深一層地體驗病人以及家屬的感受。

最近我看了哈佛大學醫學院醫學人類學暨精神醫學泰斗凱博文（Arthur Kleinman）教授的一篇文章〈醫療照顧的藝術：變成更人性的艱辛歷程〉（The Art of Medicine Caregiving：The Odyssey of Becoming More Human），而深受感動。凱博文教授對台灣的精神學界以及人類學界多不陌生，他的夫人瓊恩（Joan Kleinman）對中國語言、文學、社會有深厚的修養，夫妻倆曾經在台灣與中國久居一段時間。很不幸地這幾年來夫人得了失智症，而一切生活起居都要靠人照顧，而透過凱博文教授這一篇文情並茂的作品，我們才更了解照顧者的感受。

在這篇文章裡，凱博文教授述說他這幾年來如何細心照顧共同生活多年的愛妻，並且以精神醫學的專家，描述其夫人大腦的病變如何影響她的智力，同時因為其大腦病變最早開始於大腦的後方，專司視覺辨認的枕骨葉，以至於她對外界常常「視而不見」，如果照顧者一不小心，病人就很容易受傷或闖禍。這使我想起凱博文教授幾年前來台灣時，我有幸與她們夫妻倆及其入門弟子林克明教授一起用餐，當時我們都知道他夫人患有失智症，他也直言這是他能帶她來台灣舊地重遊的最後一次。我們看著他悉心照顧愛妻的鶼鰈情深，十分感動，但不能理解為什麼他在每道菜送到她面前時，都還詳加解說，有如她是失明的病人，直到讀了這篇文章才了解，原來她的失智症還伴隨著嚴重的「視覺認知障礙（visual agnosia）」，這更加深了照顧者的負擔。

在這篇文章裡，凱博文教授處處真情流露。「她看起來大部分時間都是快樂的樣子，倒是我這照顧者，大部分時間都是感傷而失望的。」這句話道盡了眼睜睜地看著心愛的家人遭受失智症凌虐的照顧者心語，而他也說出一句更重要的話，「照顧這種病人是極端的身心俱疲，因此真正有效的照顧需要能夠使照顧者本身得到實質上與感情上的支持。」凱博文教授語重心長地說，「我發現了照顧的道德核心，並不是主要來自我的精神醫學或醫學人類學的背景，並不是主要來自文獻的研讀或我作的研究，而是主要來自於我這嶄新的人生角色——瓊恩的主要照顧者。」

雖然我們大多數人都經歷過摯愛的家人變老、生病、死亡，而多少有些照顧病人的體驗，但很少人能有機會像凱博文教授有那種「共同生活四十三年的六十七歲老人與六十九歲老婦，每天相互扶持照顧」的經驗。想想我們醫生可曾試圖去瞭解在家裡照顧我們病人的這些家人，他們本身是否得到「實質上與感情上的支持」？有多少病人之所以無法達到我們所預期的治療效果，是否因為照顧者沒有得到支持，因而無法負荷醫療團隊所加諸於他們的要求？如果不去試圖了解病人家裡的情形與照顧者所得到的支持，那我們所作的醫療建議是否有可能落實？這也使我想起幾年前師承凱博文教授的米勒（Elizabeth Miller）教授應邀來台演講時曾提過的經驗，「帶著哈佛醫學生訪視病人的家以後，我才了解這家徒四壁的窮苦人家，在捉襟見肘、朝不保夕的生活下，她哪有錢去買我們所開的藥？難怪她的糖尿病一直無法控制下來。」

凱博文教授的體驗，使我們對照顧慢性病人家屬的身心感受有更深一層的認識，我將鄭重推薦這篇文章給醫生、醫學生，以及對學醫有興趣的青年學子們，希望他們能多花些時間了解照顧病人的家屬的感受。

於二〇一〇年九月發表

醫生，你什麼時候要退休？

幾個星期前在門診，一位我照顧了多年的癲癇病童的母親，突然間冒出一句話：「醫生，你什麼時候要退休？」使我著實嚇了一跳。坦白說，這是我生平第一遭被病人家屬問這樣的問題，而這問題也正好踩到了我的痛腳。

我第一個反應是，我真的看起來那麼老邁嗎？繼而一想，難道她看出我已經力不從心，無法繼續照顧她的小孩嗎？其實我的身體與精神狀況並沒有讓我覺得必須考慮退休，何況身邊還有幾位高我四、五屆的學長都還老當益壯，看病教書絲毫不遜於我。不過話說回來，同班同學一個個從服務多年的醫院、醫學院退休下來，而自己在捷運、公車上也屢次有年輕朋友讓座，這在在都提醒我，不能一再逃避這遲早需要正視的問題。

病人媽媽大概看出這問話使我不快，慌忙解釋之所以這麼「唐突」，是因為她今天突然想起，過去有一個醫生照顧她的小孩照顧得很好，但有一天毫無預警地宣布要退休，使她一時措手不及，經過好幾年的摸索，才終於找到我可以繼續照顧她的孩子，因此才會問這問題。看到她氣急敗壞地道歉，使我不覺為自己的反應感到羞愧。其實作為一個關心子女的媽媽，她絕對有權利問醫生這問題，只是剛好我「心裡有鬼」，竟然一時會有如此不得體的反應。

今晚當我從深睡中醒來時，這病人母親所問的話又浮上心頭，索性打開電腦，把自己的思緒作一番整理。首先想到的是自己十二年前向病人與家屬宣布即將離美返台定居的消息時，也曾經在許多照顧多年如同好友的病人與家屬的眼神裡看到他們的失望與不安。當他們知道我有一位九十幾歲高齡的父親遠在故鄉倚閭而望時，他們都會露出無奈，有一位多情的病人對我說出一句令我至今還感動不已的話：「請務必轉告令尊，他一定要以你為榮，因為我們這裡也有許多人需要你的幫忙，但我們認輸了，因為沒有任何病人會比自己的父親重要。」不過比較心安的是，我當時費了很多時間安排介紹我的病人給適合照顧他們的醫生，而對一些病情較複雜的病人，我準備了不超過兩頁的病歷摘要給病人。萬一他們與我所推介的醫生「不投緣」，也可以帶著這病歷摘要另請高明。而事實告訴我，回國前幾個月的努力也確實讓我能夠安心地離開工作崗位，而回國後的最初幾年，病人或家屬也還經常在電子信箱裡問我有關病情的意見。

這也使我想起另一種與病人道別的場合：當病人已經完全康復。這時我都會特別小心不要讓病人覺得我不想再照顧他們，所以經常會先以輕鬆的口吻告訴他們，「你實在健康到不必來看我。」然後再看他們的反應，決定接下去如何向病人進一步說明。有些病人會很高興地接受，說了幾句客氣話，就充滿信心地離開診間，但我也碰到過一些病人或家屬表示他們還是不放心，這時我都會戲謔地告訴他，「我還沒聽過有哪位老師會拒絕畢業生回來看他們，不過要緊的是你要知道你已經夠資格畢業了。」

我想起美國醫學教育泰斗奧斯勒（William Osler）教授在《生活之道》一書裡，曾以「定期退休」為題在約翰・霍普金斯大學畢業典禮向校友、全體師生發表告別演說，真誠勇敢地說出「在該退的時候就要及時勇退，不可戀棧」。今晚再把這篇演講稿拿出來看一下，好好再提醒自己，千萬不要作個不知進退的「老賊」，也同時要用心注意「傳承」的任務，將用心找到接班人視為自己目前最重要的事。

我想病人或家屬最需要的就是有人關心，而最無法接受的就是醫生突然從人間蒸發，而使他們手足無措。所以作為一位病人仰賴的醫生，一定要考慮到病人在這方面的心理需求。同時對於邁入退休年齡的「健康老醫生」，我們也要開始注意自己能力體力的有限，而以希伯克拉底（Hippocrates）醫師誓詞的「最重要的是絕不加害病人」自我警惕，當自己發現已無法勝任白袍所帶來的責任與期許時，就要能瀟灑地揮手道別醫療的第一線工作，而以充滿希望的心情去迎接締造生命的第二春。

於二〇一〇年十一月發表

對病人家屬產生同理心的頓悟

我常與醫學生說，當我還在美國行醫時，每當聖誕節來臨，在親友、病人、家屬所寄來的卡片裡，最讓我感動的往往是來自於已經過世的病人的家屬所寄來的卡片，因為他們在卡片中所寫的話總會帶給我許多的回憶、反省與鼓勵。但自從十二年前回台以後，嶄新的生涯規畫使我大部分的時間都用於醫學教育相關活動，雖然每星期我仍有門診看病的時段，但已不再照顧住院病人，更談不上處理重症、急救之類，也因此很少再接觸到這種過世病人家屬送來的聖誕祝福。

想不到今年收到的第一封聖誕卡竟是來自一位幾年前過世的病人的姊姊。在卡片上，她附上一封信，告訴我她是因為看了我最近的新書《杏林筆記》，而想起了過去：「二〇〇四年十二月十六日舍妹因為肺腺癌第二次住進和信醫院，因發現她有點喪失記憶和走路不平衡的現象，腫瘤科主治醫師緊急安排住院，並作檢查後，MRI（核磁共振）顯示癌細胞已轉移至腦部……，記憶中您曾經在舍妹住院時親自到病房徵求我們是否同意供醫學生和住院醫師當教學案例。以前我們從親友處得到的印象是一些教學醫院根本不作告知（或許不在乎病患的人權），因而留下很深的印象。

爾後偶而在和信回診與您在醫院走道相遇，您還會親切地問候舍妹近況好嗎？讓病患與家屬都可以感受到您的關心與愛心……。」

而後她在信中告訴我她妹妹幾年後因為呼吸困難、肺積水而再度住院，最後不治身亡。她信中非但沒有表達絲毫怨尤，並且對醫護人員充滿感激，使我十分感動。

她並留下e-mail，但當時事忙，也未能及時回信，想不到幾天後的清晨，我接獲小姨由美國打電話來告知我們，與她一起長年定居於洛杉磯的岳母突告昏迷，送到南加州大學醫院，被發現是蜘蛛網膜下出血。

身為神經科醫師，我與內人深知病情的嚴重性，當晚即匆匆搭機赴美，隔天下午抵達洛杉磯機場，直奔醫院的加護病房探望她老人家。

在等候室以家屬的身分，焦慮地等待照顧我岳母的神經外科主治醫師與我們解釋病情時，突然想到【杏林筆記】這專欄文章的交稿已迫在眉睫，而不覺想起這病人家屬的信帶給我的溫馨，對照目前自己身為病人家屬焦慮地等待醫生的錯綜複雜的內心感受，正是我這個月的「筆記」最適合的材料。

過去我在台灣，自己或家人生病時，常常因為本身是醫生的關係，得到許多同業的關照，而不知不覺把這種「特權」當作常態，而今天當自己在這陌生的醫院「舉目無親」的環境下，才發現就病人的家屬而言，我最需要的是醫生能夠「關心」我們，能夠「親切」對待、願意花時間「告知」醫生的看法與處理方法，並能「尊重」我們，與我們討論、解釋。這時我再重讀這病人姊姊的信，心裡有說不出的感慨。當我在加護病房看到我至親的岳母身上插上那麼多的管子，身旁有那麼多的儀器，再加上整個加護病房的氛圍，不覺想起幾個月前最後一次家庭團聚是在我們家老二結婚以後，舉家拜訪她老人家時，她與我們家老大的兩個小孩「四代同堂」歡聚一堂的喜悅，不知何日還會再有這種歡樂……。

坐在加護病房的等候室，身為神經科醫師的我，一方面希冀奇蹟可以出現，她老人家可以慢慢清醒過來，一方面卻擔心清醒過來以後，她是否會因為併發腦血管收縮引起中風，而嚴重影響她老人家今後的生活品質。

百感交集之餘，更深深體會病人家屬此時最需要的是「關心」、「親切」、「告知」、「尊重」，不管多嚴重的病，醫護人員的關愛眼神才是我們此時此刻最需要的良方。

再度細讀病人姊姊的信，反思自己目前的心情以及心中的期待，剎那間我領悟到，如何在醫護人員的培育過程加強對別人痛苦的敏感度，對病人家屬產生同理心，將是當前醫學教育重要的一大課題。

於二〇一一年一月發表

病人與家屬對護理人員的尊重

前幾天在門診，由於當天下午一點半在院外有一場重要會議，我的祕書非常用心地幫我安排較少的病人，讓我能在中午之前看完門診。但是有一位病人因為突發的狀況，打電話來要求當天能夠趕來看我，所以就給她加掛到當天門診的最後一號。這病人也知道我當天的時間很緊湊，所以她與母親都十分配合，提早到醫院候診。

當我在大約十二點十五分看完她，匆匆收拾好檢查用具走出診間時，這位病人正在與護理人員安排下次回診時間。沒想到她一看到我，竟問我：「你還有沒有時間？」當時下意識地我以為她又要問我什麼事，情急之下我反應的態度可能讓她看出我實在沒有時間與她多談，她靦腆地說：「我是想知道你還有沒有時間吃午餐再去開會？」突然間，自己因為誤會她而感到非常不好意思，但也同時感到非常溫馨。這時才發現我對每星期幫忙我看門診到下午一點多而從不抱怨的護理人員，從不曾問過她有沒有時間用餐，於是我很自然地就問這位護理師是否已經用過餐？想不到當她回答說她也還沒吃午餐時，這位病人馬上對這位護理人員說：「妳好辛苦！為了我，你們大家都還沒吃飯。」突然間，我才知道我做對了一件很有意義的事，因為透過醫生對護理人員的關懷，我喚醒了病人對護理人員應有的尊重。

坦白說，回國這些年來，我深深感到台灣一般社會大眾對護理人員並沒有給予應得的尊重與感激。記得一年多前，我曾經參加一場「性別、健康與醫療研討會」，會中討論到女人對男人，以及護理人員對醫生的相對弱勢，使得女病人以及女性護理人員在醫療環境遭遇到許多問題，而忍不住以「替護理人員發聲」為題，在《自由時報》呼籲社會大眾以及醫療團隊應該尊重護理人員，並感激他們的貢獻。

最近因為參加教育部醫學教育委員會的工作，而與護理教育界有更多的接觸，才對台灣護理教育的困境更加了解，使我深感護理的工作環境以及教育資源在台灣的確亟待改進，同時也更加關心社會人士以及醫療團隊的其他成員對護理人員的態度，尤其是台灣病人與家屬對醫、護人員的態度所呈現的強烈對比，更使我為這些任勞任怨的工作夥伴叫屈。因此最近我又以「對護理人員應有的尊重」為題，在《自由時報》寫了一篇對大眾的呼籲，而緊接著那幾天也看到好幾篇護理教育學者與護理人員紛紛投書反映，我也接到三十幾封友人的電子郵件贊同我的看法，其中不乏醫師、醫院院長以及行政官員，鼓勵我繼續為這問題發聲。

想不到這次在門診與病人無心的對話，使我頓悟出醫生可以透過實際關懷尊重我們的臨床工作夥伴，來喚醒病人與家屬給予護理人員應得的尊重。當我很自然地流露出我對護理人員的關心時，這位病人也就很自然地表達出她對醫護人員的關懷。

這時我才領悟到一切都要從我們醫生本身做起。如果我們作醫生的，在與病人、家屬的談話中時時不忘表達護理人員在醫療團隊中的重要性，讓他們了解，如果沒有護理人員的警覺、照護、溝通、關懷與鼓勵，病人的康復可能就不會這麼理想，同時在自己與護理同仁的應對上也讓他們感受到我們的感激與尊重時，台灣的病人、家屬、社會大眾對護理人員的態度，一定很快地就會有明顯的進步。我常常在想，如果我們不能好好改善護理人員的職場環境，我們哪能奢望護理界會繼續有熱心、愛心、肯幹、聰慧的新血，堅持留在他們的艱鉅崗位繼續奮鬥，而我們生病時能夠繼續得到有品質的照顧。

這使我不禁想起我心目中的醫界典範，彰化基督教醫院前院長蘭大弼醫生生前告誡醫生的話，「知識分子的傲氣是醫生共同的弱點，醫生需要以謙虛的精神來對待人。」相信有幸與蘭醫生共事過的醫界同仁，都可以見證他如何尊重護理人員。我誠懇地希望我們醫生在這方面的共同努力，可以使台灣的社會大眾了解護理人員在醫療上的重要性，而能給予護理人員更合理的尊重。

於二〇一一年五月發表

關懷、溝通與信任

上星期五當我在開會時，我的祕書來電，一位看了兩、三年巴金森氏病的中年女病人因發現懷孕，而急著找我。由於當時不方便接電話，我請她轉告病人，開完會我會回她電話。晚上回電時，我坦白告訴她，因為絕大部分的巴金森氏病人都是年紀比較大，所以我實在沒有足夠的經驗可以告訴她這種藥對胎兒是否會有影響，我說，等我查了醫學文獻，「如果發現會有問題，隔天我一定打電話給妳。」看她電話中那麼氣急敗壞，我本能地安慰她，「差一天而已，實在不必因此而停藥或憂心，不要因此而失眠。」想不到，她電話中回應我：「我知道你關心我，而且我也十分信任你，才會急著打電話給你，請你不管查出來的結果嚴重與否，明早務必要打電話給我，好嗎？」這幾句話使我恍然大悟，自己空有病人的信任，但卻沒有那種「敏感度」體會出病人的焦慮不安。

晚上在書房查了不少資料，臨床上因為服用這種藥劑的女性病人大多已過了生育年齡，所以人類因此而發生畸胎的報告實在是付之闕如，然而動物實驗引起畸胎倒是有些報告，所以在藥物引起畸胎的分類學上，這種抗巴金森的藥物就像大多數的藥一樣，都列為C等級。隔天一早我打了電話與病人解釋，病人的心情已經不再那般緊張，而且她告訴我，她的先生認為兩個女兒已經那麼大，實在不應該再生第三個小孩，所以他們已經做了決定。掛斷電話，我發覺自己對昨晚與病人的溝通仍耿耿於懷。

前幾天一位病人來看我，因為她的醫生告訴她，「再也沒有藥可以開給她」，因而氣急敗壞地找我尋求「第二意見」。她在兩星期前，突然間發現自己的左臉麻痺，一笑起來整個嘴巴歪到右邊，左邊眼睛也閉不起來，吃飯喝湯都會從左邊嘴角流出。

她說她看的第一個醫學中心的醫生，二話不說就診斷「顏面神經麻痺」，開給她大量類固醇，吃了兩天以後，她越想越不放心，就轉到另一個更大的醫學中心找另一位「名醫」，這位醫生又開了另一種也是類固醇的藥，服用了一星期也看不出有什麼改變，回去看診時，醫生告訴她，他已經沒有藥可以給她，要她一個月以後再回去看他。她想了半天，又去找她家附近的開業醫生，他又給了她另一種類固醇，所以她實在很擔心，不知如何是好，「那醫學中心的醫生說，再也沒有藥可以開給我，我不知道這病是不是真的再也治不好……。」

其實任何神經內科醫生都知道，顏面神經麻痺就算不使用類固醇，大部分也會在幾個月內完全康復，而如果發病的頭幾天內就使用短期的類固醇，恢復的機會可能會更理想，但也沒有必要長期使用類固醇，因為會引起許多副作用。所以那位醫生不要她繼續服用類固醇是無可厚非的，但我不知道的是，這位醫生果真忙到連這麼簡單但重要的一句話都沒說，「這病一般而言，不用再繼續服用類固醇也都會慢慢恢復。」或者病人只聽到醫生不再開藥，就自以為這病已經是「無藥可救」。當天在我做完身體診察以後，確定她除了顏面神經麻痺以外，都沒有其他問題，而她在其他醫院所做的抽血報告、腦部核磁共振的影像也都完全正常，爾後我告訴她，「顏面神經麻痺」的診斷應該是對的，接著我教了她如何在一星期內漸漸減少類固醇的劑量，然後完全停藥，並且教她每天做一些簡單的臉部肌肉復健，以及如何保護眼睛，以防因為無法完全閉眼而引起角膜受傷，之後我也安排她一個月後再回來看我。我對她說，這種病都會完全康復，但有些人也許會久一點才開始恢復，請她不用焦慮。看著她與她的兒子高高興興地走出診所，我充分體會到「溝通」的重要。

記得幾年前我讀到日本醫生春山茂雄博士的名作《腦內革命》，書中的這句話給我很深的印象：「日本的醫生喜歡『開藥』與『開刀』，但都不喜歡『開口』。」然而台灣的醫生不也是一樣嗎？透過這兩位病人，我更深信：醫生一定要透過「關懷」與「溝通」才可能得到病人與家屬的「信任」，而這三者正是醫病關係不可或缺的基石。

於二〇一一年九月發表

推薦比自己更適合的醫生給病人

一年多前一位六十多歲的男性病人，因為半年來注意到自己的右腿逐漸沒力並且變得越來越細，而前來就診。檢查起來，的確他右邊小腿的運動功能明顯地減弱，同時肌肉也有萎縮，肌腱反射也減少，但痛覺及觸覺都沒有受到影響，而其他神經系統的檢查也都全部正常。由於他幾年前曾經因為受傷而接受腰椎第四、五節之椎間板手術，所以我給他安排了腰椎的核磁共振，並且也安排神經外科醫生的照會。

結果我們都找不出有必要開刀的情形，因此我在詳細解釋病情以後，告訴他我不認為目前這毛病是需要趕緊開刀，但為了解病情進展，我希望兩個月以後再看他一次，藉由病情的變化可以幫忙臨床上的鑑別診斷，但他並沒有如期回來看我。

幾個月以後，我在某單位開會時與他不期而遇，由於考量病人的隱私權，我通常在社交場合都不主動與病人打招呼，想不到他一看到我，就主動跑來告訴我，他在看過我以後不久，就在另外一家醫院接受開刀，而他告訴我，他覺得開刀是對的決定，因為他的右腿好像沒有再繼續萎縮，而且走起路來好像比較好一點。

因為當時的場合我也不方便給他做任何檢查，所以我就恭喜他作對了決定，但我勸他一定要定期回去看這位給他開刀的外科醫生，以確定他的問題真的因為開刀而解決，因為神經科的毛病，有時不容易一下子就作出正確的診斷。

想不到最近開會時又碰到這位病人，他臉色凝重地告訴我，最近因為右腿的無力與萎縮越來越嚴重，而改去某大學醫院看一位專攻肌肉神經疾病的神經內科教授。

想不到這位教授在做了許多檢查以後，斷言他得到的是「漸凍人」這種疾病，但吃了治療這種病的新藥以後，肝功能引起變化而不得不停藥。他感到非常沮喪，希望我能再幫他檢查一下。

由於「漸凍人」是一種不知緣故的運動神經元細胞退化而引起全身肌肉逐漸萎縮，到疾病末期常因呼吸肌肉的無力，而需要考慮插管以及使用呼吸器，同時到目前為止所有藥物治療的成效也都十分有限，所以是一種預後非常不好的疾病。

臨床上這種病通常是兩側對稱的毛病，而他的症狀是局限於右腿，所以我對這診斷也有點質疑，就安排他回來門診，並囑咐他向這所大學醫院要求病歷的影印本，使我更了解他這幾個月來的就醫經過。

想不到一年沒看他，其萎縮無力的現象更加明顯，而最讓我驚訝的是「漸凍人」所常看到的肌肉跳動，現在也非常明顯地呈現在這病人萎縮無力的肌肉上，而這位專攻神經肌肉的教授居然在病人完全沒有症狀的手臂找到明顯的肌電圖神經病變的現象，這使我了解到神經病變由下肢而後上肢的進展，加上其他診斷都無法證明他種疾病的情形下，「漸凍人」的診斷的確是很有可能的。

我知道病人因為這診斷而感到十分失望，巴不得我會告訴他不是這種病，同時也希望我會建議他再作怎麼樣的檢查，來找出其他可以治療的疾病。思之再三，我誠懇地告訴他，我雖然當了神經內科醫師多年，但我這三十多年大部分時間是專攻癲癇方面，對這種肌肉萎縮無力的經驗，我遠不如這位年輕的教授，所以我建議他要繼續接受這位教授的照顧。

我說：「如果將來『漸凍人』有新的藥出現，他也一定會比我早知道，你也才會早一點受惠。但坦白說，由於你的病情與一般我所看過的『漸凍人』並不太一樣，因此你也不要想得那麼悲慘，也許你將來也不會像一般的『漸凍人』病情進展那麼急速，更何況這種病的進展個人差異度很大，有一位舉世聞名的英國物理學家得了這種病已超過二十年，但仍然還活著。」

看著他帶著感激的眼神離開時，我突然間感到醫者應該勇於承認自己能力的極限，而以病人為中心地推薦比自己更適合的醫生，同時在不違背醫學常識的原則下，不忘給予病人點滴的希望。

於二〇一一年十月發表

傾聽病人心聲

一位三十幾歲的女性癲癇病人，因為右邊肢體常會不自主地抽動，而被診斷出「部分型癲癇發作」。有時她還會癲癇大發作，導致喪失知覺、全身肢體劇烈抽搐、咬傷舌頭、尿失禁。她曾經看過許多醫生，用過許多不同的抗癲癇藥物，也曾經到某醫學中心接受開刀前的癲癇評估，但住院幾天後，院方也沒告訴她什麼結論就讓她出了院。

幾年前她開始轉來我的門診就醫，之後透過轉換部分抗癲癇藥物以及慢慢調整劑量，這幾年已不再有大發作。最近幾次她來看門診時總是表示非常滿意治療的成果，而過去都得請假陪她來看病的先生也都很放心讓她自己就醫，所以我已經有一段時間不再調整她的藥物。

然而上星期她在診間告訴我，她雖然不再有癲癇大發作，但她幾乎每天晚上仍有右邊抽動的「小發作」，而影響她的心情與生活品質。於是我提出兩個建議：一則，雖然藥物可以使這種大腦局部的不正常放電不再擴散，而避免了癲癇大發作，但如果這種局限於原發部位的不正常放電仍然沒辦法完全控制時，還是要考慮外科手術治療。我們可以透過持續的閉路電視觀察以及同步腦電圖的紀錄來「捕捉」其癲癇發作，如果每一次發作時腦電圖所呈現的不正常放電，都證明是來自同一大腦區塊，而該部位又不掌管語言、記憶、運動、感覺、視覺等重要的大腦功能，我們就可以用手術的方法切除這病灶，而根除或改善她的癲癇發作。二則，既然用了三種藥還沒有辦法完全控制她這種「部分型癲癇發作」，我們也應該考慮將她原本的「老藥」慢慢減量，而最後停掉，相信三種藥減為兩種藥可能發揮同樣的治療效果，但藥用得越少，副作用就越小，這樣對她還是會有好處。

想不到我一番誠意所提出的意見並沒有得到意料中的反應。她說她目前只發生在睡覺中的「小發作」並沒有影響到她白天上班，小孩子已經上了小學，晚上也能照顧自己，先生也很習慣她晚上的「小發作」，所以她覺得沒有理由再去冒這種腦部開刀的危險，她認為這幾年來好不容易再也沒有「大發作」，全家生活都還算滿意，所以她絕不會考慮這種有可能「因小失大」的手術。至於建議減藥一事，她更表示她很不願意在這種「好好的時候」，給自己添加麻煩。

但她也一下子看出我失望的表情，而說出一段發人深省的醫病對話。她說，這麼多年與醫生所建立的醫病關係，使她「敢於」道出病人的心聲，但她很希望醫生了解，她表露心聲絕不代表她不滿意目前的醫療，或要求醫生一定要改變目前的治療。

晚上獨坐書房，我靜靜地回想病人說這話時的誠摯表情，以及自己當時內心的感受。很慚愧地，我不得不承認，當時我第一瞬間的反應，居然是「如果妳不想改變妳的治療，那你幹嘛還要告訴我妳對癲癇仍無法完全控制的遺憾。」想不到我當時雖然及時煞車沒這麼說出口，但還是被這聰明的病人看穿。這使我想起，在美國時我經常告誡我的住院醫師與醫學生，千萬不要一聽到病人癲癇又復發，就馬上增加劑量、添加新藥或是轉介病人去開刀。但我今天更領悟到，我還需要提醒年輕醫生的是，在做改變治療方針的決定之前，一定要讓病人有機會告訴我們「癲癇的復發對他們的影響」，透過病人的表白，我們才能衡量這是否需要我們改變目前的治療方針。因為這種改變也有可能引起本來沒有的副作用。在臨床醫學教育裡，我們經常強調的一句話，「不能因為是出自於善意，就可以說醫生的處置就是對的」，也正是這種道理。

美國人常用的一句話：「當它還沒壞，就不要去修理它」（When it ain't broke, don't fix it.），這種心理充分反映病人對醫生想要改變治療方針時會有所不安，「人同此心，心同此理」，我不也應該了解並同情這病人的反應嗎？我們做醫生的一定要傾聽病人的心聲，了解並接受他們的看法。想不到這病人的幾句真心話激起了我的深思，也使我領悟到，行醫這條路還有很多需要學習的地方，真是「活到老，學到老」。

於二〇一一年十一月發表

病人家屬對醫療疏失的感受

幾天前一位至親的家人在美國接受肝癌切除手術，想不到因為麻醉醫師的無心錯誤，導致一連串的嚴重後果，而今仍然肢體偏癱，並有嚴重的意識與語言障礙。在這短短三天半與家人在一起的時間，白天我在病房陪伴，晚上與家屬在旅館繼續討論，才發現對於這種醫療疏失的問題，從病人家屬的角度來看有多麼不一樣的感受。在回台的機上，我決定在回到醫院披上白袍之前，記下這幾天以病人家屬所感受到的經驗。

醫療團隊發生疏失之後給病人家屬的感受：家人最無法接受的是外科醫師居然在開刀房外對家屬的解釋是一再強調肝癌切除手術成功，而輕描淡寫地說，麻醉科醫師在進行中央靜脈導管的插入時發生一點問題，誤插入右側內頸動脈，但已經由血管外科醫師即時縫合（patch up）。但麻醉醒來後，發現病人左半邊肢體癱瘓，才又改口，並由麻醉科醫師出面解釋，而後兩三個星期內陸續發生一連串的問題，陷入深度昏迷，發現另一邊左側大腦也中風，接著進行氣管插管、裝呼吸器、洗腎，之後才慢慢恢復意識，但左半邊肢體還是完全癱瘓，並且雖然雙眼張開，但只能說幾句有限的話，並且不時大聲呼叫「媽媽」（他習慣如此稱呼他太太）、女兒、以及我的小名。

在這受煎熬的日子裡，家屬感慨地說，外科醫師開完刀後就出國開會，回國後只來看過病人一次，而最令家人傷心的是家屬與這醫師擦身而過時，他正在使用手機與人通話，當下曾對家屬說，等下會來看病人，但家屬苦等之下，卻始終沒有出現。

也許外科醫師認為中風所遺留下來的問題並不是他們的專長所能幫得上忙，但站在醫者的立場，至少對病人的關懷也不應該是如此。尤其是在醫療結果這麼令人失望的情形下，醫師這般的態度與溝通方式實在令家屬很難接受，也難怪病人的女兒很感傷地說，「他們完全不曉得我們家屬的感受。」

對醫院的照顧：事實上家屬儘管無法接受因為醫療錯誤而發生如此遽變，但他的夫人與三位女兒都十分感激醫療團隊的細心照顧。我冷眼旁觀，發現有些護理師與復健師對病人的照顧真是無微不至，而家屬最感激的是一位每天晚上八點過後都還會來看病人的腎臟內科醫師。這三天我在醫院見證了家人所說的「好醫生」是怎麼樣對待病人與家屬。他晚上出現時，都會在進入病房前，按步就班地披上隔離衣，戴上手套，然後走入病房親切地與病人與家屬打招呼，而診察之後總不忘與家人好好解釋。由於我來探望的日子剛好是星期六、日、一這三個整天，而這位醫師不管是週末或週日都是一樣地到晚上還來查房，實在令我十分感動。

他對待病人與家屬最大的特點是沒有架子，很真誠，對家人的問話都是知無不言，言無不盡，而有些問題他會坦然說他不知道答案。我與他一談起來，才知道他只比我年輕幾歲，但他絲毫沒有慢下照顧病人的步伐，實在令我汗顏。他很客氣地說病人任何時間都需要有醫生的關心，所以他只是做他份內應該做的事。

家人的態度：我可以感受到他的夫人與三個女兒的忿怒以及對於目前病人的狀況難以接受。在這三天多，我親眼看到他們談到今年只好取消一年一度的全家大湖釣魚之旅所呈現的一臉落寞，也看到女兒輪流放下工作、家庭，由各地回來照顧父親，讓身心俱疲的母親得到片刻的休息，也由此見證了一個醫生的無心錯誤影響到全家多少人的生活。家人希望能讓病人透過過去全家旅遊、聚會所留下來的照片，找回美好的回憶，而在病人的床側貼上各種歡樂歲月的見證。想不到照顧他的醫療人員也由這些照片對病人與家人過去的生活有更多的認識，並找到一些共同話題。

我常對醫學生說我們對病人或家屬的認識都是開始於他們的「病」，很少有機會了解病人二字「人」的這部分。今天我有機會卸下白袍，體驗病人與家屬是如何看待他們的病，尤其是當他們必須面對難以接受的醫療疏失。這趟遠行對我而言，不啻是上了一堂課，也使我頓悟到醫學教育還有好多沒教好的重要課題。

於二〇一二年六月發表

病人家屬與醫生的關係

「病醫關係」已經是當今社會耳熟能詳的辭彙，但最近我發覺其中的「病」字已不再只是代表「病人」而已，「病人家屬」對醫療的影響已逐漸被醫界以及社會大眾所重視。

一位六十幾歲的老人因為第一次的癲癇大發作前來就診，雖然臨床神經學診查並未發現任何不正常的徵候，但這年紀才開始有癲癇發作，腦部發生病變的機會頗大，果然核磁共振發現左邊大腦有一大片的不正常影像，而切片檢查證明是第二期的星狀細胞瘤。

由於腦瘤部位是在掌管語言的「左側上顳葉」，而腦瘤又長得相當大，開刀切除勢必會使病人喪失語言能力，而放射治療也可能因為腦水腫而影響語言認知功能。病人與其夫人、弟弟在與我詳細討論過後，決定只接受抗癲癇藥物治療以防止癲癇復發，但不考慮開刀或放射治療。這七年來他生活起居一切如常，也再沒有癲癇發作，而每年腦部核磁共振的追蹤，也沒發現任何變化。

想不到四個月前他開始說話有些困難，而腦部核磁共振呈現些微變化。病人與家屬都堅持原本的決定，只是原先每三個月看一次門診改為每個月回來，而身體違和許久未能陪他就診的夫人也都每個月陪他來看病。前幾天我看完他以後，兒子先帶病人離開，而我有機會問他夫人，家人是否有後悔當初的決定。她很誠懇地對我說：「這七年來我先生就只相信你，他很慶幸當初沒有接受進一步的治療，才得以能夠如此正常地過日子。我們全家都非常感激你用我們聽得懂的話解釋給我們聽，幫忙我們了解他的病情，而做對了決定。我們全家都可以接受他開始變壞的事實，因為這是當初做這決定時就已經有的心理準備。」聽完了這些話，我體驗到七年前與這些家屬討論所花的功夫，換回來的是這幾年來病人擁有理想的生活品質以及家屬與病人的無怨無悔。

然而，病人家屬並不見得都是如此友善、理性，尤其是在治療結果未趨理想時，有些家屬會以「成敗論英雄」來論斷醫療團隊的「對」與「錯」，殊不知今天儘管醫療科技日新月異，我們仍有治不好的病，而在這種醫療成果不理想的情況發生時，醫者一方面要承受難以逃避的自責，但如果又要面對家屬不友善或不合理的責難時，實在是情何以堪。我印象很深刻的是一位久居海外的女兒回國後，對病人所接受的治療有不同的看法，而動不動就以醫療過失、訴訟威脅，嚴重影響醫療團隊的士氣。有一天，長年無微不至照顧父母的兒子看得出我們所受的委屈，而直言姊姊長年未能晨昏定省，如今在罪惡感的驅使下，硬是要在母親臨終前趕回來「盡孝道」，所以她的許多意見事實上不只讓我們醫療團隊難以招架，連這位經年累月隨侍身旁的弟弟也都幾乎要抓狂，這也充分暴露出醫療團隊面對家屬分歧的意見時，實有難以言喻的無奈與挫折感。

在最近我們與學生討論「病人自主權」的會議裡，一位學生提到有位家屬要求醫生不要告訴病人實情，而使得醫療團隊不知如何是好。想不到另一位學生說：「老師，有一位主治醫師告訴我們，死人不會告你，告你的是活下來的家屬，所以我們不能不聽家屬的話。」這種似是而非，誤導學生的說法，使我一時為之氣結，然而我也相信，這位主治醫師之所以如此告訴學生，應該也不會是無的放矢，必定是因為過去某些病人家屬的反應使他產生這種扭曲的態度。但是，如果我們任由社會大眾濫用醫療糾紛嚇阻醫療團隊，那麼我們該怎麼教導醫學生在醫療兩難的困境中學習思辨，而日後才能做出正確的抉擇？

總之，「病醫關係」應該包括「病人與醫生」以及「病人家屬與醫生」的關係。我衷心地期待，「病人」與「家屬」都能與「醫生」有舒暢的溝通管道，而家屬也能尊重病人的自主權，並且能與醫療團隊分享他們長期以來對病人的深入了解，包括病人對人生的價值觀、對生活品質的看法以及對其人生最後一段路希望怎麼走的交代。同時相對的，醫療團隊也能夠不只具有專業的醫療技能與知識，而且還具有同理心與耐心，這樣才能達到彼此祥和互動，而非對立威脅的關係。

於二〇一二年七月發表

讓我難忘的一位老病人

這位病人之所以被我稱之為「老病人」，並不是因為她的年齡老，而是我認識她到現在已有四十年之久，她最讓我感動的是在我離開台灣的二十幾年裡，她還常與照顧她的醫師問候我的近況，並且回國這十四年來，與她的互動使我對醫病關係有更多的心得。

一個月前我意外地接到這位病人的姪女來電，告知這位病人因為身體突然不適，被送到附近醫院，結果發現「敗血症」，兩天內就過世。家人知道她有問題常會打電話給我，所以希望讓我知道他們將在兩星期後的週六為她舉行出殯儀式。我在電話中除了表達遺憾，希望他們節哀順變，也謝謝讓我有機會參加喪禮，能為這段情緣畫下最後句點。

由於我所住的地方與台北市第二殯儀館有一段距離，深怕時間上會有耽誤，當天一早就動身，以趕上八點二十分的公祭。想不到現場不收奠儀，而更讓我錯愕的是，他們的儀式沒有上香獻果的俗套，所有參加公祭的親朋好友一起唸幾段佛經，而後分成兩列同時進入靈堂依序拈香，排在右列者向右側站立的家屬，排在左列者向左側站立的家屬鞠躬致意，前後幾分鐘就結束了儀式。

本來想留下來與家屬說幾句話，這時才發覺當年無微不至照顧這病人因而與我很熟的母親，已早在我回國幾年後就離開了人間，所以我相信她的家人雖然都知道我，但也都沒見過面。我過去雖然參加過病人的追思儀式，但這卻是有生以來，第一次參加我完全不認識病人家屬而無法致意的喪禮，心中有說不出的惆悵。

這是一位罹患「重症肌無力」的病人，四十年前當我是台大醫院第二年住院醫師時，她住進醫院，記得當時她二十歲左右，長得十分瘦弱，雖然診斷沒有問題，但當時所有先進治療都還未問世，治療效果並不理想，因此她經常進出醫院。當我返國以後，尤其是從花蓮搬回台北時，她希望能轉來我所服務的醫院看病，我很婉轉地告訴她，因為她一直在台大醫院就醫，而這幾十年來她接受胸腺開刀、類固醇治療，情況十分穩定，而我在國外這二十年來專攻的領域是在癲癇方面，對她的疾病已不再是最好的照顧者。

但後來她被發現膀胱癌以後，她與我聯絡，而當我的泌尿科同事安排給她開刀時，她又在手術前幾天因為害怕，背著我私下取消。她的姪兒打電話告訴我，因為姑媽只聽我的話，希望我能勸她不要放棄治療，後來開了刀以後也一切順利。接著她因為長年使用類固醇，而發生脊椎壓迫性骨折引起劇痛，我的神經外科同事幫她打了骨泥，顯著地改善了她的生活品質。

在這幾次住院期間，我偶而會到病房看她，重溫當年照顧她的一些回憶。在這段日子裡，有時她會告訴醫學生一些我過去如何照顧她的往事，使我對醫師對病人所做的「事」與病人被醫師所感動的「情」有更進一步的領悟。

今天深夜醒來，突然又想起這位病人，想不到在書房裡居然翻到了收錄於拙作《醫師的深情書》裡一篇〈做醫生的最大滿足〉為題的文章，這是我於一九九七年十二月二十日在美國寫給家父的信，我提到了我在決定回國的前一年，返台與老友聚餐時與這位病人的邂逅所引起的心內震撼：「這病人每次病情加重而呼吸困難時，她的缺氧會使她的視覺突然變暗起來，而每次她一有這種感覺就非常恐慌，家人也就會馬上送她去台大急診處。她說有一個晚上她住在台大醫院時，醫院突然停電，大家慌作一團。她說當時值班的我趕忙跑到她病房裡告訴她這是停電，所以大家都看不見，叫她不要慌張，她的氧氣應該沒有問題。她說她一生就沒有碰過一個醫師如此地體貼病人的感受。她對家人詳述她當時的感受，並說今晚終於有機會可以向我細說這段故事，是她最興奮的一件事。」

我實在記不得這段往事，但我恍惚又看到了十五年前這病人在餐廳認出我而驚呼「賴醫師！我真的再看到你了！」的興奮表情……。這位讓我難忘的老病人使我找到工作的意義，也了解為什麼有人堅信「當醫生是一種福氣」。

於二〇一二年十月發表

病人的喜怒哀樂

今天早上一位病人的母親告訴我，她看了我最近寫的一篇文章〈讓我難忘的一位老病人〉，她說她要親口告訴我，我文章的最後一段話「……這位讓我難忘的老病人使我找到工作的意義，也了解為什麼有人堅信『當醫生是一種福氣』。」使她忍不住要親口告訴我，「當你這種醫生的病人也是一種福氣。」接著她告訴我，她丈夫幾個月前才因食道癌過世，但他們最大的安慰，就是女兒這幾年來在我的照顧下不再有癲癇大發作，而更重要的是幾年前我鼓勵他們讓女兒住校完成學業是他們家人最感激的事。她說當時家人都非常擔心女兒因為癲癇而變得自卑孤僻，沒想到住校這幾年她變得較有自信，能夠與別人平起平坐，使家人因為病人的進步感到非常欣慰。說著說著，她竟然把持不住而哭了出來，使病人與我都感到十分尷尬。

緊接著，進來了另一對母女，媽媽告訴我這位智障的癲癇病人已經好幾年都沒有發作，而最近媽媽在我的建議下慢慢地減少她的藥量，而發現病人變得更懂事，居然可以與她一起到中台禪寺參加義工活動，整個下午乖乖地與媽媽一起做清掃的義工，並且還能安靜地坐著聽師父開示幾個鐘頭。回想幾年前女兒幾乎是每天都有癲癇大發作，而且過動與情緒失控，搞得全家雞犬不寧，完全沒有料想到今天會是這樣子。她坦白承認，當初我提議開始將藥物劑量逐量降低時，她十分擔心癲癇又會復發，想不到藥量減少以後，非但沒有發作，病人還變得較乖巧。她離開門診時含淚地向我鞠躬，使我忍不住站起來陪她們走出診間。

接著是一位幾年前因為癲癇發作而發現腦瘤的病人，由於他的腦瘤位置與大腦掌管語言區十分接近，所以我們一開始就決定不考慮開刀。但最近幾個月病人漸漸行動語言遲緩，而後來癲癇又開始復發，最後我不得不提高服用多年的抗癲癇藥物劑量，想不到奇蹟發生，他的語言、行動與癲癇都很快地產生明顯的進步，今天回到診間時，他的太太笑說，我們都被他的「裝瘋」給騙了，而這位一向和氣木訥的病人也搔搔頭，尷尬地說不好意思。很明顯地，這是罕見的所謂「臨床下癲癇重積狀態」(subclinical status epilepticus)，雖然臨床上沒有癲癇抽搐，但腦電波方面持續放電，而引起明顯的精神症狀。看著他又恢復以前的老樣子，以及太太與照顧他的遠親的感激眼神，心中實有說不出的快慰。

門診看完以後，幫忙我看診的護理師告訴我，今天早上有一位初診病人臨時退診，不然的話，她相信我心中滿懷的溫馨感覺一定蕩然無存。她說這位新病人事實上是與我見過面，因為他曾經帶他母親來看過幾次病，因為母親的病有改善，所以他希望我也能治好他的問題。但護理師發現這病人的兒子自己來看病時，態度與以前當病人家屬時，輕聲細語關懷母親的樣子判若兩人。當護理師與他解釋今天因為前面有一位病人情況比較複雜，所以我可能無法準時看他時，他居然翻臉堅持他的約診時間已到，我們哪裡可以這樣對待一個病人，最後怒氣沖沖地跑到掛號櫃檯去退掛。

坦白說，當我聽到他已經憤怒地離開醫院時，我忍不住鬆了一口氣，因為候診時間太久，氣在心頭的病人已經先入為主地不喜歡醫療人員，問診與身體診察有時很難得到合作，「掃到颱風尾」所招來的後果往往會影響診斷與治療的成效。到這時，我才意識到這位幫我的護理人員今天就無辜地遭到病人怒罵，而我卻躲在「第二線」享受病人與家屬溫馨的一面，真替她叫屈。

照顧病人，有時難免會因為病人與家屬的喜怒哀樂，而影響了自己看病的熱忱。的確，醫師、護理師也是平常人，雖然我們的專業素養就是要能夠把持情緒，達到威廉·奧斯勒教授所常說的「寧靜（equanimity）」，但是如果病人與家屬能夠適時地給予醫療團隊正向的回饋，以及醫病之間在不理想的情況發生時能彼此避免惡言相向的話，一定能夠使醫療成效錦上添花。

於二〇一二年十二月發表

病人或家屬的心事，醫生知多少？

今天清晨兩點多醒來，突然發現昨天接近中午時分，初診病人的母親所說的話還一直縈繞我心。

這位母親看來四十幾歲左右，帶著十三歲的兒子來看我，因為他自從八歲以來一直為癲癇發作所苦，而服藥多年仍無法完全控制。

她住在相當偏遠的地區，只是因為同校一位女生是我的病人，而學校的老師也非常關心這小孩，就鼓勵她帶小孩來看我。

曾在一所醫學中心治療多年，而最近兩年，都在他們家附近的區域醫院拿藥，母親坦承她對醫院與醫生已不抱任何希望，因為他們每一次去都是開同樣的藥。而她也沒有機會與醫生多談。

小孩子自己告訴我癲癇發作時，都先有一種被電的感覺發生在右邊的手，接著有時會一陣子「失神」，但有時會昏倒，而後家人發現他倒在地上、口吐白沫、全身抽搐、喪失知覺的癲癇大發作現象，偶而也會因此而受傷。

再仔細問下去，小孩說每次大發作過後，整個右邊手腳都會變得沒力氣，幾分鐘後才慢慢恢復正常。

由他所敘述的發作情形，毫無疑問地這是來自左側大腦的「部分型癲癇發作」，但有時放電太強太久，傳到兩側大腦而引起「續發性全盤型癲癇發作」。神經學檢查起來相當正常，也看不出左側大腦受傷的跡象，智力也沒有明顯的問題，個性也相當開朗。最後媽媽告訴我，因為交通不便，她不可能定期來看我，但她又不知道往後怎麼繼續幫忙這小孩子。更讓我擔心的是，媽媽另外又告訴我，小孩的祖父深信中醫，絕對不准他的孫子吃西藥，所以他們吃藥都要偷偷地吃；而且阿公強迫他們一定要服用中藥，而病人的爸爸又對這件事情不表示意見，所以她夾在中間很難做人。

當我問到他們家庭病史時，她起初不太願意談，停頓了一會兒後，她才說自己小時候有過昏倒的現象，不過她也沒有吃藥就自己好起來，所以她直覺地認為她這邊是沒有問題的，而父親方面也都沒有癲癇。

整個討論中間可以看出母親真的非常需要幫忙，但是她的交通問題，以及其他種種家庭因素使我感到能幫忙她的也實在有限。

後來我還是勸她繼續在同一個地方看病，而我則會將今天看病的結果一一整理出來，讓她帶一份我所寫的病歷給目前照顧她小孩的神經科醫師做參考，同時我也附帶我的電話號碼給這位小兒神經科醫師，如果有任何問題，就請他與我連絡。

想不到病人的母親面有難色，我這才知道，她不願意，也不敢讓這位醫師知道，她們來過這裡尋求「第二意見」，因為她很擔心會因此而得罪了醫師。最後我只好安慰她說，我的年紀應該比她孩子的醫師大很多，也許在輩分上這位年輕醫師不會計較她的小孩來看我，而且她也可以老實說她之所以帶小孩來看我，是因為學校老師勸她。

我希望她能轉告這位醫師，我同意他目前所用的藥物，我只是建議目前的劑量還有再進一步調高的空間，但這需要醫師注意高劑量可能發生的副作用。我與病人的母親說明了我的看法，同時告訴她，我已經把往後劑量的調整在病歷上交代清楚，所以如果這位醫師同意的話，我們也許有機會改善小孩癲癇的控制。

看著母親帶著感激而又忐忑不安的神情離開時，我心中有說不出的感傷與同情。公公與醫師截然不同的意見，尋求第二意見衍生對原來醫師的不安，以及客觀環境上的交通問題，在在都造成她無法為孩子尋求心安的治療，然而這種病人或家屬的困惑卻往往不是我們醫療人員在門診看得出來。

想到這裡，不覺又憂心起每況愈下的台灣醫療大環境：方興未艾的醫療企業化、健保不合理的給付，以及醫病關係的緊張化，假設情況繼續這樣下去，醫療人員到底能有多少時間和精力進一步了解病人與家屬的心事，而更重要的是，我們年輕醫學生將永遠學不到了解病家心事的重要性……。

於二〇一三年三月發表

當醫師真是一種福氣

醫學生在早上的教學迴診，報告一位中年婦女七年前被發現乳癌，經過開刀、化療，四年後又復發，且發現轉移，而轉到本院就診。最近疼痛加劇，並且發生右腿無力，正接受進一步的化療。學生告訴我病人每天看來都很累，而她也還沒徵求病人同意，所以不曉得同學一起進去看病人，會不會帶給病人困擾？我非常高興看到這位學生主動地以病人的立場設想，不像有些醫學生以為病人就是學習的對象，而未顧慮到病人的感受。於是我請同學們先在病房外面等候，先與這位照顧她的同學入內徵求病人的同意。

病人可能剛剛睡醒，看來很疲倦，我簡單自我介紹，告知我想幫她做神經學檢查，並解釋說外面有一群學生希望他們能夠在床邊接受我的指導，但我也強調，病人住院主要是為了診斷與治療，沒有義務參加教學，所以我們絕對不會勉強她。想不到病人說，她是中學老師，深知教育的重要，所以願意接受教學迴診，使我非常感動。

在談話中，病人提及發現乳癌以來，一直都接受定期追蹤，卻沒想到後來還是復發，言談間流露沮喪遺憾，但卻沒有絲毫怨尤。我忍不住問她是否有宗教信仰，因為我希望醫學生能有機會體驗到靈性支持對病人的影響。但病人很平靜地告訴我，她並沒有信教。

在神經學檢查看來，病人是因為脊椎骨受到癌細胞侵襲而壓迫到脊髓，引起運動與感覺障礙，病情看來並不樂觀。最後我對病人說，有些癌症病人會有「為什麼是我」的怨恨，但這種感覺往往於事無補，只是徒增困擾。於是我談到一篇我常與病人分享的好文章，題目是〈感謝上帝，我得了癌症〉（Thank God, I have cancer）。這篇文章的作者曼姆佛德醫師（Dr. David Mumford）轉述一位癌症病人的心語，「我曾經想過如果我死於中風、心臟病，或其它因素，那將會是什麼樣子？每次我想到這問題，我就感謝上帝讓我得了癌症。沒有這些多出來的時間，我就永遠不會體會到地球上人與人之間存在的愛與溫柔。」回到辦公室後，我就請我的祕書把這篇文章的中譯文送給她。

接下來是一個奇妙的巧合，幾天後我在餐廳付帳時，餐廳工作人員剛好接到一個電話，就跑過來問我說，「賴教授，你的書可以在醫院買得到嗎？」我一時滿頭霧水，只能告訴她醫院沒有賣我的書，也許可以上博客來或書店買。餐廳這位同事也很訝異居然有人打電話到餐廳問這種問題，而我竟在這時間點及時出現。想不到隔天早上，照顧這病人的醫學生問我，這位病人想知道什麼地方可以買得到我的《杏林筆記》。感動之餘，我就帶了一本書到病房去看她。

這次造訪讓我很興奮的是，我看到這篇〈感謝上帝，我得了癌症〉似乎激發出我所期待的正向反應，更沒想到，病人說當天晚上她就上網看了不少我的資料，也知道我寫的一些書。

上一次看她時，彼此只是素昧平生的醫師與病人，但這次再看她時，好像彼此已經增加了許多了解。更讓我感動的是，幾天後我收到了病人出院前寄來的一封信，信的最後她寫道：「PS. 你曾問我是否有信仰？其實我最大的信仰是來自對

『人』的『信任』，那是我以為可以撼動一切的力量。」

她並且謝謝我為她上了兩堂課，我相信她指的是第一次我帶著學生去看她，以及第二次我送書給她時的造訪。其實我心裡也很想告訴她，我也很高興這「兩堂課」帶給我諸多省思。同時這位病人用素描畫了一張我的臉，並附上一句話，「賴教授，不好意思，三十多年來未曾提筆隨意速寫，今天如此靠近望著您臉上的那份喜樂，禁不住想起之前自己尚能自由行動回診時，在院內多次瞥見您駐足向我這位陌生人微笑的身影，如此溫暖，令人安定……。」看著她所畫的我，我也不覺「喜樂」湧上心頭。

行醫四十多年，看過不少病人，也碰到過不少溫馨的往事，但與這位病人的「緣分」使我再度體驗到「當醫師真是一種福氣」，也由衷地希望奇蹟會發生在這位病人身上。

於二〇一三年七月發表

改變醫界缺乏尊重別人的風氣

一位在美國的醫師朋友最近來信，提及他們家今年遭逢變故，他與他夫人都各別遭逢兄長在台灣因病過世的不幸，而在他們回台探望重病的親人時，對醫院的醫護人員對待病人與家屬的態度感到非常失望。

這位醫師朋友是台大醫學院高我好幾屆的學長，他在距離我回台之前所工作的大學醫院不遠的城市開業多年，看過他的病人都對這位台灣醫師的開刀技術以及他對病人的照顧與關心讚賞有加。我可以想像一位有口皆碑的良醫在自己家人生病，趕回睽違多年的故鄉，卻目睹醫護人員對待自己的親人如此不尊重，心裡一定有說不出的難受。他夫人告訴我，她與她先生在這兩次返台探親時，因為心情不好，都沒有與任何朋友連絡。

但這位向來十分謙恭客氣的女士，居然在信中說，她差一點就打電話給我，因為他們目睹一位主治醫師以及一位住院醫師毫無「床邊禮儀」可言，沒有「關懷心」、沒有「人性」，而護理人員的態度也十分惡劣，「我以為這是台灣的第一流醫院，而他們對病人居然如此，我們深感失望。我記得你常在文章裡談醫學倫理，所以忍不住要告訴你這些事。非常對不起我說了這些重話……。」

這使我想起不久前讀到的《紐約時報》名專欄作家歐芙麗醫師（Danielle Ofri, M.D.）所寫的一篇〈不尊重人的風氣下，病人是輸家〉（In a Culture of Disrespect, Patients Lose Out）。作者本身是臨床醫師，她說她一直以為對人的尊重是天經地義，但她發現，在醫師的行業裡，由於我們打從醫學生時代開始，就一直置身於階級分明的制度，就習慣遭受住院醫師、主治醫師的么喝指使，久而久之也不以為意。但最近有兩篇醫學教育論文指出，這種「不尊重」與「病人的安全」有直接的關係。她說，根據哈佛大學醫學院所發表的研究，認為各種醫界習以為常的「不尊重人」的行為，事實上，很有可能引導我們步入傷害病人的後果。

她說，當我們長年忍受這種自己不受到別人尊重的待遇，我們不只失去了這方面的敏感度，同時也在不知不覺中，會對自己的不尊重他人不以為意。她以為醫師對醫學生、護理人員、病房行政人員以及病人的不尊重，都與自己長年遭受「不尊重」有關。作者說，雖然很難界定哪些行為是對別人「不尊重」，但如果你問醫院的護理人員、實習醫師或醫學生，這醫院的哪個病房是你最不想去工作的地方，他們都能毫不遲疑地告訴你答案，而這種地方不只是令人不快的工作環境，事實上也常是對病人最不安全的環境。

但我們也看到相反的例子，有些醫院從上到下都是謙恭待人彼此尊重的工作人員，而在這種醫院，醫護人員從他們的工作中找到意義，病人的滿意度也都十分理想，而這就是「水漲船高」的道理，我們應該要設法提高水面，讓所有河面上的船隻都可以浮高起來。

換句話說，醫護人員的態度之所以不理想，並不見得只是醫師、護理師本身的問題，而往往是與整個醫院各環節都有關聯，尤其是醫院管理階層的不合理要求最有影響力，譬如說，醫院為了財政與管理的考量，減少護理人員，但卻沒有減少所要達成的工作指標；要求醫師達成超大的臨床服務量或文書工作，這些政策都使醫護人員感受到不被尊重的傷害。但我們醫療人員在長年的磨練下，已養成了逆來順受的心態，以致於這樣繼續下去，醫院員工的工作士氣、作業透明度以及意見回饋的真實性日漸降低，而這三個要素卻正好是防止醫療過失的重要關鍵，也因此這研究報告認為不尊重的風氣不改變的話，一定會導致病人受到傷害。

想不到一位海外醫師朋友對國內醫療環境的評言，竟使我有機會重讀這篇文章而看出這問題的端倪。我衷心地希望台灣掌管衛生福利、健保政策的政府官員、各醫院的領導者以及從事醫學教育的老師們，都能正視這篇文章的呼籲，徹底改變醫療界缺乏尊重別人的風氣，以避免影響醫院同事間的合作以及病人的安全。

於二〇一四年二月發表

一位罹患癲癇的孕婦給我的省思

一位罹患癲癇的女病人第一次就診時，就表示她與先生倆都非常希望有自己的小孩，但對於癲癇是否會遺傳以及服用抗癲癇藥物是否會引起胎兒畸形表示關切。

我告訴她，癲癇並不一定會遺傳，同時癲癇藥物引起畸胎的可能性也隨藥物的不同而異，我同時也強調，就是沒有服用抗癲癇藥物的一般人，也有可能生下畸胎，只是有些抗癲癇藥引起畸胎的可能性會較一般人高二到三倍。接著因為她當時所服用的藥劑劑量與血中藥濃度都已夠高，但仍未能控制她的癲癇大發作，而建議轉換成另一種較沒有畸胎報告的癲癇新藥。很幸運地，她的癲癇獲得了很好的控制，同時也沒有不良的副作用。

後來在病人兩年內都沒復發的情形下，考量病人很想懷孕，但又擔心藥物引起畸胎的心理，我就建議她試著慢慢將這抗癲癇藥減量，希冀如果病人可以完全停藥而持續沒有復發，就可以放心懷孕。

結果天從人願，病人完全停藥六個月後都沒有復發，所以我就告訴她可以不用再定期回來看診，而她當時已過三十歲，所以我也勸她，如果想要有孩子也不宜再等太久。

之後就再也沒看到她，直到兩年多過去了，她突然在去年十一月回來看我。她憂容滿面地告訴我，她已懷了三個月的孕，但這三個月來又有兩次相距快兩個月的小發作，而擔心是否有可能會再有癲癇大發作。我做的神經學檢查一切看來正常，我告訴她，懷孕最初的三個月是重要器官如心臟、腦的形成最關鍵的時期，而這階段以後的懷孕期，如果醫療上有必要時，我會勸病人恢復吃藥，因為在懷孕的後段才開始吃藥不太可能引起嚴重畸胎。想不到她竟毫不妥協地回答我，「我有義務使我的小孩免於抗癲癇藥物的傷害。」最後我只好告訴她，如果她回心轉意願意重新開始吃藥，我會像以前一樣，按時在門診為她看診。

想不到一晃三個月過了，她都沒再出現。我開始思考到底為什麼她這次無法接受我的建議，是不是我過去與她談到有關抗癲癇藥物與懷孕的關係，帶給她太大的恐懼。

回想我在美國時就對這方面的問題非常關心，也下過功夫幫忙女病人解決這方面的疑難，而回國以後，台灣癲癇醫學會也在這方面與國民健康局共同發起過「伴癲癇孕婦順利生產，圓懷孕的夢」的活動，照顧過幾位癲癇女病人如願地有了健康寶寶，而這些病人大都因為病情的需要，而在懷孕期間繼續服藥，也都沒有發生畸胎，同時迄今這些小孩也都沒人發生癲癇。然而，今天在這病人身上，我卻無法說服她開始服藥。

我思之再三，想起這病人第一次來看我時，就強烈表示她對癲癇、藥物與懷孕的關切，而以後每次回診也總會與我談及這方面的議題。當初勸她嘗試減藥並考慮最終可以完全停藥也是基於這種考量，但是否自己當時太過分強調如何免除畸胎的疑慮，而不知不覺加深了她對藥物的恐懼。而後來我為了她自認為不太嚴重的兩次小發作，竟然建議她在懷孕期間服藥，是否讓她覺得醫生「前後矛盾」，而對我失去信心。

年假過後，我再仔細翻閱我照顧這位病人六年來的病歷，不覺有股衝動想打電話問問她有沒有再發作，想不想恢復服藥。但一想，如果她已開始吃藥，但沒回來找我看診的話，至少她應該會有別的醫師給她開藥並照顧她，如果她還是不吃藥，很可能她並沒有再發作，那我的電話只是徒增她的不安。

今晚我在書房裡又想起這位病人，突然間領悟到這個個案帶給我的啟示：當醫師推薦病人或家屬醫療方針時，應該給予更多的選項，並說明其理由，使病家有心理準備，而能夠接受醫療的不確定性。但同時也要避免說出太多的可能性，增加病人疑慮，導致醫療抉擇的困難。

至於如何能夠在這兩種考量間取得適度告知，就要靠醫者對病人與家屬的了解，並能夠運用智慧，解決病人與家屬心中的困惑，而贏得醫病之間的信賴關係。

於二〇一四年三月發表

再談癲癇女病人的懷孕

在本書前篇〈一位罹患癲癇的孕婦給我的省思〉，寫出我照顧一位想懷孕但又擔心藥物引起畸胎的癲癇女病人的心路歷程，而這位病人的重訪，帶給我更多的感觸。

記得七年前她最初來看我時，就強烈表達希望有一天能懷孕生子的心願，而在轉換成另一種較沒有畸胎可能性的癲癇新藥以後，兩年多都沒再有癲癇發作。於是我建議她試著慢慢減量，希冀如果病人可以完全停藥而持續沒有復發，就可以放心懷孕。結果天從人願，病人完全停藥六個月後也都沒有復發，而她當時年紀已過三十，所以勸她如果想要有孩子，也不宜再等太久。

想不到，當她前年十一月出現在我門診時，才知道她終於圓了「癲癇女病人懷孕的夢」，但懷孕這三個月來又有兩次相距快兩個月的小發作，而擔心是否有可能會再癲癇大發作。

我告訴她，懷孕最初的三個月是胎兒重要器官如心臟、腦的形成期，而這關鍵階段以後的懷孕期，如果醫療上有必要時，我會勸病人恢復吃藥，因為在懷孕的後段才開始吃藥不太可能引起嚴重畸胎。想不到她竟毫不妥協地回答，她不願意讓藥物傷害到她的孩子。

我可以感受到她強烈的內心掙扎：一方面她知道恢復過去每天服用抗癲癇藥，可以防止癲癇復發，但另一方面，她又無法忘懷「我有義務使我的小孩免於藥物的傷害。」這種出自母愛的心願也使我感動不已。最後我只好告訴她，如果她回心轉意願意開始吃藥，我會像以前一樣，按時在門診看她。

而她以後就再也沒有回來看我，而這期間的省思促使我動筆在專欄寫下〈一位罹患癲癇的孕婦給我的省思〉這篇文章。想不到兩個月前，她又出現在我的門診，而我也非常高興得知她已於去年五月產下一個漂亮健康的小男孩。但她繼續每兩個月就有一次小發作，而仍不願接受吃藥，因為她很想要再有第二個小孩。

很不幸地，兩個月前她在家裡發生了一次已經好幾年沒有的全身抽搐、喪失知覺的大發作。在急診處，醫師告訴她一定要恢復每日規律服用抗癲癇藥物，所以她才決定回來看我。

看完她以後，為了讓她了解她上次懷孕期間遲遲沒有回來門診引起我的顧慮，以增加醫病之間的相互了解，我寄給她我當時發表的那篇文章，並隨信附上幾句話：

「這篇文章只是希望你了解醫生看病人時的困難，也希望你能從此開始規則用藥以後，會像以前一樣，用了藥以後就再不會發作。」

隔天我接到了以下的回覆：

「賴教授您好：

真的感謝您的關心，我想我可能是您病人中最不聽話的小孩了，我當然相信您的專業，只是我無法承受小孩有一絲絲的不一樣，所以我沒有聽取您的建議，選擇當個不聽話的病人，很慶幸小孩到目前為止，是個健康寶寶。它（病人指的是「癲癇」）陪伴我二十多年了，我卻還無法接受它，每每想到這還是會落淚，現在我還是繼續服藥，做個聽話的病人，謝謝教授的關心。」

前幾天她恢復吃藥兩個月後回來的門診例行追蹤時，告訴我她恢復服藥後再也沒有癲癇發作，也沒有副作用。但她提到以她的年齡，深知如果想再有第二個小孩，也不能再等太久，而希望知道我對她再懷孕的念頭有何意見。

她的先生表示，與其為了第二次懷孕可能引起的問題而操心，不如好好照顧他們唯一的小男孩。很明顯地這對夫妻對此還沒有共識。這些年來，我們都同意應該努力讓癲癇病人圓懷孕的夢，但要不要再有第二個小孩，雖說是奢求，但也不能一口否決。

我說，懷孕也不是你想生就會發生，還有許多未定數，所以建議她先開始每天吃一顆「葉酸」（folic acid），以減少畸胎的發生率，並希望他們再好好思考。

離開診間時，我對病人說一聲「祝你好運（孕）」，病人回答，「我知道怎麼寫那兩個字」，而沉默的先生突然回頭說，「醫生，非常感謝你！」那瞬間，我感受到身上的白袍帶給我的成就感……。

於二〇一五年七月發表

黯淡的三月天

二〇一四年三月是我一生中最黯淡的一個月，月初得了一場重感冒，而無法參與幾位老友的關島之行。接著在書房被自己雜亂堆積的書本絆倒，跌傷了右肩，到了深夜，因為肩痛加劇，加上擔心傷勢會影響兩天後即將出國的開會行程，情急之下打電話向一位相知甚深的外科醫師朋友請教，想不到他竟然開車到我家，接我去他所服務的醫學中心急診處，讓我有幸見到耳聞多年骨科良醫。這位醫師的問診、檢查帶給我一種說不出的信任感，接著安排了X光檢查，證實沒有骨折之後，他認為很可能發生「肩旋轉肌袖斷裂」，而安排了隔天一早的超音波檢查，證實一條肌腱完全斷裂，另一條部分斷裂。他認為只要注意避免某些動作、姿勢以及切忌右手提重物，可能會慢慢康復，他開了消炎止痛藥，並告訴我可以照原計畫出國開會。但當天回到醫院上班時，碰到前晚臨時連絡不上的骨科同事，他聽我說隔天要出國一星期，認為還是先讓他在肩關節打一針類固醇比較放心，結果一針下去，痛感幾乎全消，而後出國一星期也都不再有劇痛。

但想不到在回國前夕開始喉嚨痛，而所有感冒症狀幾小時內一一浮現，兩天後的晚上，右眼開始流出許多分泌物，最後整個眼睛腫痛不堪，並且體溫上升到攝氏三十九度，身體極不舒服，只好與內人直奔前幾天才去的醫學中心急診處。這次在沒有「特權」之下，按步就班掛了號，輪到我的號數時，這位值班的內科住院醫師居然一眼認出我，說他曾經到我所服務的醫院當實習醫師，而胸部X光發現沒有肺炎以後，就轉眼科接受進一步檢查，發現得了嚴重的結膜炎，開了抗生素與類固醇眼藥水，回家滴了藥水，症狀就開始緩解。但因為咳嗽、發燒、失聲，也只好將應邀去香港大學訪問的時程延後，直到今天才身心豁然開朗。痛定思痛，感觸良多，就此寫出病中各種感懷。

一、醫生如何知道病人有多痛？

我在急診處兩次都被問及如果一是最低，十是最痛，你現在痛的程度是多少？這是我們做醫生常問病人對痛的描述，但當今天我是病人時，我才發覺像我這種幸運而很少為劇痛所苦的人，實在很難想像十是多痛，而一時回答不出自己目前的痛應該算多少，這才領悟到痛是非常主觀、很難做可靠量化評估。

二、「良藥」與「毒藥」其實只是一線之隔：

做為一位醫師，我對類固醇的使用一直都非常小心，因為我們看了太多因為用藥過量，或長久使用而引起的嚴重問題。但這幾次的生病，都因為及時使用短期的類固醇，而達到關節痛與結膜炎的快速緩解，使我深深體會醫生固然要知道什麼是對的藥，更需要知道如何教會病人對的使用方法。

三、如何做好醫師與好病人：

這是我在寫作、演講、上課常討論到的話題，但今天我才了解，真正的好醫師是能夠在病人求診時，看得出病人所擔心的關鍵問題，而及時地以其專業經驗贏取病人的信任。同時我也發覺自己並不是一位好病人，因為我在急痛之際，竟因為「不管黑貓或白貓，只要能抓老鼠就好」的心態，同時接受兩位醫師的照顧，浪費了醫療資源。雖然很難啟齒，但我還是向關心我的醫師坦承自己實際治療用藥情形。我深信病人要對醫師實說自己所接受的治療，才能得到最好的醫療照顧。

四、失眠的痛苦有誰知？

這幾天咳嗽加劇，再加上心懸參加學運的學生與醫師的安危，使我連續幾天徹夜難眠，而白天又有許多事要處理，實在疲累不堪，這時在門診看到失眠的病人，才更能體會他們的痛苦。

五、特權的省思：

「特權」很容易上癮，唯有每個人都能自律，才能有公平的社會。但想不到當自己不想濫用特權時，居然有機會品嘗到做醫師的老師所意想不到的收獲與感動，這又是另外一種人生經驗。

三月雖然黯淡，但雨過天晴後，才發覺自己在這段苦難中，獲得了許多難得的人生經驗，幫忙我更了解病人的感受，同時對自己失而復得的健康更懂得珍惜。

於二〇一四年五月發表

醫病易位有感

幾個月前在書房不慎跌倒，造成右肩旋轉袖肌腱拉傷，而在瞬間劇痛攻心之際，開始擔心可能的診斷、需要接受的治療，以及對工作或許會發生的影響。當晚經過友人介紹到某醫學中心急診就醫，獲得正確診斷，並在醫師的指示下，小心避免錯誤的姿勢與運動，而遵照醫囑，在幾個星期之後回到醫院，經過當初診治的骨科醫師詳細檢查，以及核磁共振的影像分析，他告訴我，由復原的程度看來應該可以不用考慮開刀，而幾個月來始終揮之不去的陰霾才豁然開朗。

想不到就在這同一天，腳還沒踏出這醫學中心，就接到同事來電告知，一位他多年的老病人可能發生神經學的毛病，希望我能幫忙。於是回到醫院，匆匆披上白袍，瞬間由「病人」搖身又變回「醫生」。

當我在診間聆聽病人與家屬陳述他們所擔心的問題時，突然間感到一種無法形容的「親切感」，而從中體驗到醫病易位相處的強烈對比。趁我記憶猶新，謹寫出箇中感受如下：

病人與醫師的對話：

幾個月來忐忑不安的心情，終於等到這次追蹤檢查，聆聽這位骨科權威的「宣判」後，才發現自己以病人的身分想問的問題，絕大多數是不好意思問出口的「笨問題」。

當我問「我可以開始游泳嗎？」醫師一本正經地回答我，「你要自己衡量，慢慢開始恢復運動，如果感覺痛了，就不要再游下去，慢慢地，自己可以找到自己能做多少。要有耐心，不要太過度勉強。」我看著他的耐心回答，突然間意識到，自己還想要問下去的問題，幾乎都是以一般常識就可以輕易回答的「笨問題」。

更神奇地是在一小時內，我卻在另外一個醫院披上白袍，聽病人與家屬問我類似的「笨問題」，而發現自己可以完全理解他們的心情。

這也使我想起，一九七五年初到美國接受訓練時，感到最新鮮的一句主治醫師鼓勵病人、家屬或醫學生發問時所常說的話：「沒有所謂的『笨問題』，只有所謂的『笨回答』。」

但話說回來，這些出自醫師之口的「笨回答」卻帶給病人與家屬莫大的慰藉，想到這裡，不由得對白袍所帶來的權威性，深感責任重大。

病人與家屬還有「生病」以外的考量：

過去我有時為病人或家屬努力找時間、找同事幫忙他們，卻碰到對方因為工作或其他因素無法配合，而感到「不可理喻」。但在自己受傷的這段時間裡，深深體會，當我看到自己「沒有時間生病」的時程表時，才發覺過去自己無法體諒病人，是多麼地不合理。

的確，沒有一個人會在自己的行程表裡，預留可能生病需要看醫生的計畫，也因此自己實在沒有理由責怪病人或家屬不能配合醫療團隊所能安排的時間。

珍惜台灣的全民健保：

由於我接受核磁共振檢查的當天忘了攜帶健保卡，所以拿到的帳單是一萬五千元，嚇了一跳怎麼會這麼貴，櫃台小姐一下子就看出我的表情，告訴我明天記得要帶健保卡到繳費處付帳，到時才可以享受健保給付。想不到隔天當我使用信用卡付帳時，竟然只繳了四百五十元。心中震撼之餘，深深感到全民健保真是德政，但也馬上想到，如果政府、醫院沒有辦法遏止不必要的濫用、社會大眾無法打破對高科技檢查與昂貴藥物的迷思，我們這麼好的健保制度，又能再撐多久？

病人與醫師需要多了解自己：

這次生病之後，使我想起天下文化最近出版的好書《醫療抉擇》（Your Medical Mind）。作者是一對傑出的醫師夫婦，傑若・古柏曼醫師（Dr. Jerome Groopman）與潘蜜拉・哈茨班德醫師（Dr. Pamela Hartzband），他們以長年的臨床經驗，加上數十位病人以及他倆自己生病的故事，並引證醫師、心理學家、經濟學家各不同領域的專家研究，寫出這本書，鼓勵讀者深入了解自己的個性如何影響就醫或行醫的心態，才有辦法促成醫病共同做出雙贏的醫療抉擇。在最近這場醫病易位的經驗裡，我重讀這本好書，深為作者出自肺腑的金玉良言所感動，也在此謹向朋友推薦這部好書。

於二〇一四年八月發表

再談醫者的盲點

一位二十幾歲的女病人，癲癇發作已有五年多，仍無法完全控制。她因工作關係剛從台中搬到台北，去年十二月第一次來看我。過去病史顯示，她曾試過幾種癲癇藥，第一種藥物引起全身紅疹，爾後試過兩種藥又都引起暈眩，而不得不停藥。目前使用的藥物雖然劑量不小，但上個月仍有三次癲癇大發作。

神經學檢查方面沒有任何異常，而病人從外院帶來的資料也都看不出有腦電圖或磁振造影的異常發現。由她所描述的發作前兆以及發作時家人的觀察，很可能是所謂的「顳葉性局部癲癇引起續發性全盤發作」。

與她詳細討論以後，我們決定試用另一種新藥，同時對她這種生育年齡而言，這新藥畸胎的可能性也遠比她目前所使用的藥物來得低。

因為我無法預知她對新藥的反應，所以我勸她暫時繼續原本使用的藥物劑量，而新加的癲癇藥由微小的初始劑量慢慢增加。當新藥達到我所要達到的劑量，而病人的癲癇發作有改善，並且沒有不良副作用發生時，我會再將她原先使用的藥慢慢減量，最後希望能成功轉換成只使用這新藥的治療。病人對這治療策略欣然接受。

一個月後她回來看我，非常興奮地告訴我，這個月來都沒有癲癇發作，也沒有什麼副作用。神經學檢查也一切正常，於是我告訴她往後如何再繼續增加劑量到我們的終極劑量目標。如果一切都如願，我們幾個月內就可以達到單一癲癇藥物治療的目標。

在與病人的互動中，可以感受到，她對治療的成效非常有信心，並一再稱謝。但想不到臨走前，她突然迸出一句：「但這個藥好貴！」我說：「這個藥不是健保有給付嗎？」她說：「沒有，上個月我自付了兩千兩百元，因為藥局說，我的處方並沒有指明這是符合健保給付。」電腦一打開我才發覺，那天我開給她的處方居然健保欄位忘了打勾，這純粹是我個人一時的疏忽。我坦白與她說明，這個藥往後健保一定會給付的，不過上一個月開的那處方是否能退費，我沒有把握，不知她是否需要我幫忙出證明。

但她很客氣地說：「不用了，如果只是上一次這樣，以後健保都有給付，我就非常滿意了。」想不到過沒多久，當我在看別的病人時，護士小姐進來跟我說，剛剛那位病人在藥局對藥師表示，她希望醫院能退回上一次她所付的錢，所以藥局打電話來希望我能夠給她開一個「證明」，證實我上次開的處方有錯誤，這樣雖然一個月前的帳無法馬上退款給她，但保證終究可以得到退費。

在這折騰之間，一時心情非常懊惱。當初我問病人時，她主動表示不需要退費，怎麼出爾反爾，徒增諸多困擾。門診結束以後，心內仍忿忿難平。

這一個月以來，有時午夜夢迴，還會浮上心頭，但漸漸地我終於了解問題的癥結：就病人而言，既然這藥費是健保可以全部給付，實在沒有理由要病人付。而兩千兩百元對這年輕的上班族，也不是小錢，要奢望她不要退費，也太強人所難。但為什麼當我問病人是否需要我出證明幫她申請退費時，她又「口是心非」地回說不用？突然間我想到，當天門診結束後，我還需要趕去另外一個機關開會。是不是我當天的肢體語言被病人看出我在趕時間，所以才不敢提出她的要求？

當病人希冀一位醫師今後能全心照顧她的痼疾時，在心存感激與希望的心情下，很可能她看得出我在趕時間，因此委曲求全地說不必我幫忙退費。但離開診間，到了藥局領藥，與同事討論後，知道自己絕對有正當理由得到退費，才又改變主意。想到這裡，我對病人的不滿一掃而光，取代的是打從心內對她的歉疚與感激。

透過她給我這個反思機會，我才警覺到，「醫者父權」凌駕於病人，而犧牲了醫病關係的相互尊重，可以這麼「容易地」發生，而醫者當下居然渾然無覺，這不正是「醫者的盲點」嗎？寫完這篇文章，才發現我二〇一〇年六月曾以同一題目在《經典雜誌》發表文章，這篇「再談」也使我了解，要去除醫師的盲點竟是這般的困難。

於二〇一五年三月發表

醫生與病人家屬

最近「醫病關係」這詞已為社會大眾所廣用。一般而言，它指的是「醫生」與「病人」的關係，但在有些場合，這還需要包含醫生與「病人家屬」的關係。這幾十年的臨床經驗，使我有機會更加體會照顧病人時，還要記得對「病人家屬」投以關愛的眼神。

一位年近五十歲的癲癇女病人，本身是電腦工程設計師，九十幾歲的父親幾年前髖關節骨折開刀以後，就一直臥病在床，而母親又因為腦瘤、肺癌開刀數次，所以她就辭掉工作，在家全職照顧父母。

有一天她非常感慨地說：「我有哥哥姊姊，但他們都已結婚，所以他們好像認為只要按時寄錢回家就好，而所有照顧就應由我這未婚的女兒負責。」這病人最近因為照顧父母而引起失眠、疲累、憂傷，而本來已經有一段時間都控制得很好的癲癇，又開始發作頻繁，同時也有頭痛、情緒失控，開始對父母不時發出「為什麼這麼老，還在拖！」的憤怒，但也因此而引發更深的罪惡感。我照顧她多年，實在不忍心看到她最近的變化，而不覺想到，如果我是她父母的醫師，我會想到要對這位照顧父母不遺餘力的女兒關心嗎？

另外一位我照顧多年的四十多歲癲癇女病人，已經好久沒有再發作。但後來她的母親慢慢變得口齒不清，走路不穩，而來就醫時，才發現病人的母親罹患了比巴金森氏病更嚴重的「進行性上眼神經核麻痺症」。之後這位病人就離開職場全心照顧母親，而我也在門診追蹤這對母女將近四年。每次看診時，她都先以家屬身分與妹妹一起帶母親進入診間，而後看完母親，妹妹帶母親離開後，她再搖身一變成為病人。

後來她的母親過世前一年，變得全身僵硬，無法表達言語，而進食與大小便都要她們姊妹照顧時，平常任勞任怨的她有一次在門診忍不住竟放聲大哭，「哥哥已經成家立業，所以照顧父母就變成我們這對沒有結婚的姊妹的當然責任，這公平嗎？」使我深深體會病人家屬的極限。

最近在某大學醫學院的例行床邊教學，病人是一位罹患周圍神經炎、正在接受血漿分離術治療的六十多歲未婚女病人。我除了先自我介紹，並徵詢病人與家屬的同意參加教學外，我並與病人及家屬寒暄幾句，以了解她們對生病的看法以及治療的期待，一方面讓病人與家屬不會因為幾位醫學生的參加而緊張，同時也在身體診查時能得到病人更好的合作。

令我感到欣慰的是，在回到教室與學生討論時，同學們表示，我最初的幾分鐘使他們有機會了解病人與家屬的感受，尤其是聆聽照顧病人的親弟弟述說，因為姊姊是獨身，所以他與太太全心照顧姊姊，而當我們在離開病房前，特別稱許弟弟對姊姊的病情有深入了解時，學生們有機會看到家屬驕傲、高興的表情，覺得這真是一個很美的畫面，也讓我們放心，病人出院後仍會受到很好的照顧。

最後，值得一提的是照顧生命末期的病人，我們更需要透過與病人家屬的良好溝通，才能了解病人過去與家人交代過他對生命的看法，以幫忙我們選擇較合情合理的最後醫療抉擇。我曾聽過學生告訴我，有些老師說，「死的病人不會告你，但是活的家屬會告你，所以我們一定要與病人家屬有良好的互動。」我的回答總是，「這種危言聳聽的話也許是事實，但如果做醫生只擔心如何避免發生醫療糾紛，那實在太不值得。事實上，透過積極行醫的辛苦換得病人的康復，那種成就感遠比只想著如何避免醫療糾紛的消極作為來得有意義。」我總不忘告訴學生，過去在美國聖誕節，來自已經過世的病人的家屬寄來的卡片總是我最珍惜的，因為雖然我無力挽回他們摯愛的家人，家屬仍然肯定我的努力。

總之，要提供「以病人為中心」的照顧，我們醫療團隊絕對不能忽視「病人家屬」，因為他們的參與非常重要。同時透過兩位照顧病重家屬的獨身女病人的經驗，更使我體會到，沒有結婚的病人家屬，有時因為照顧父母而身心俱疲但無人傾訴時，她們更需要我們的關懷。

於二〇一五年十一月發表

病人與家屬的感激

幾個月前收到一本書《大病大癒》，是一位病人在接受開刀以後，感激她所受到的照顧而寫的「生命擺盪一百三十六天」。由書中夾帶的一封信，獲知這本書的作者是因為在某個電視系列演講中，看到我曾經在某個文教基金會以「關心台灣的醫療品質與醫學教育」為題的演講，而作者認為她這本書抒發病人對醫師的感激，正可以呼應我當時所說的，醫病之間需要彼此的尊重與信任。後來我也有機會見到了作者書中所提到的這位良醫，與他分享這種病人的感激帶給身披白袍者的鼓勵。

最近在一個國際視訊會議裡，與一些醫學教育學者討論醫病關係的問題。大家都提到，媒體總是渲染醫療成果不良所引起的聳動新聞，而影響大眾對醫師、醫院的信心。但如果我們有病人或家屬願意與社會大眾分享他們親身體驗到的正面療效，將能幫忙重建醫病之間的相互尊重與信任。大家也同意，我們較少看到病人對醫師的感激出現於報章、雜誌，而醫師也習慣於「沒有消息就是好消息」（no news is good news)，而收到病人或家屬的來信或電話時，大多是病人有問題需要幫忙。

這讓我想到美國印第安納大學醫學院幾年前在美國醫學教育年會介紹他們如何浴火重生的故事。

當時他們發現醫學院招生逐年走下坡，而仔細檢討學校需要如何改進，最後決定應該營造一個新的校園風氣，他們稱之為「肯定式探詢」（appreciative inquiry），鼓勵醫學院師生發表他們在工作環境發現到的值得肯定的地方，結果造成大家對自己的學校、醫院產生更正向的印象，而受到表揚的這些醫師、老師或同學，也因為正向的回饋而更加努力，進而改善了整個機構的工作氛圍，而學校的招生也大為改善。

這一個經驗使我深信，身為醫療環境的重要「利害相關人」（stakeholder）的病人與家屬，如果能夠主動表達對醫師的「肯定式探詢」，將會帶給醫師莫大的鼓舞。

最近這一年我開始恢復游泳，發現自己每次游完之後，都會打從心裡感激一年多前照顧我的「肩旋轉袖斷裂」的骨科教授，但突然發現自己卻一直吝於向他表達心中的感激。於是前幾天游泳回家後就寫了一封email給這位教授，表達遲來的感激。

我告訴他，我永遠不會忘記受傷的那個晚上，匆匆忙忙到急診處，他很仔細地幫我檢查，然後照了X光發現沒有骨折，就安慰我，看來問題並不嚴重，而隔天安排了超音波以後，他又與另一位骨科大老會診，最後很誠懇地說，我這個年紀可能開刀也不會有什麼好處，而只要注意避免某些動作、姿勢以及右手提重物，可能會慢慢康復，他開了消炎止痛藥，並告訴我可以照原計畫出國開會。而這一年多以來，他所預測的事也一一兌現。很高興地，我由他的回函深深感受到病人的感激帶給醫師的成就感。

每當我談到病人或家屬對醫師的感激時，心頭總會浮現出二〇〇四年我在彰化街頭見證到我的偶像蘭大弼醫師碰到感激的家屬的畫面。

這是蘭醫生回台接受台南神學院頒給他榮譽博士學位時，我與他走在路上，有個男人騎著腳踏車看到他，就把腳踏車一丟，跑過來問他說：「你是不是蘭醫生？」蘭醫生已經離開台灣快三十年，居然還有人記得他，也使他十分驚訝。

蘭醫生說：「是啊！」然後這個人就緊握他的手，含著眼淚說：「蘭醫生，我母親以前生病的時候，都是你們彰化基督教醫院的醫生照顧她老人家，每一次都是你們幫她醫好的，而那時我們家很窮，你們都不跟我們收錢。我們家人到現在都還在感念您。」蘭醫生聽到這個故事眼淚都流出來，我剛好在旁邊，所以趕快拿起手邊的照相機，照下了這熱淚盈眶的兩個人彼此緊握雙手的神情，而這珍貴的鏡頭就成了我上課演講時，常說的：「有哪一種職業能享受別人在事隔多年還會這樣的感激？」

我深信，病人和家屬不吝於與醫師分享他們心中的感激，可以促進醫病之間的互相尊重與信任。

於二〇一五年十二月發表

讓親友陪同溝通困難的病人看病

昨天的門診看到兩個病人，引起很大的反思。

第一位病人是一位六十出頭有嚴重聽障的女性病人。兩個月前，她曾在先生陪同下來看過我，她當時戴著助聽器，能清楚陳述她的問題：對高頻率以及低頻率的大聲音感到難以忍受，她在二〇〇一年被發現有鼻咽癌，接受放射療法後，就常有各種不同的症狀，包括焦慮、失眠等。但神經學檢查並沒有發現其他的問題。僅診斷為焦慮狀態，而給予抗焦慮藥劑。想不到這次回來看診竟然是單獨前來，而又沒有戴她的助聽器。突然間發現本來可以溝通的病人竟變成彼此完全無法了解，而且病人一急起來也不講話，只用寫的，結果醫病雙方都用寫字溝通。

眼看著看診已經快四十分鐘，接下去還有許多病人，所以只好問她，是否能簡單告訴我今天最主要的問題是什麼，她想了半天就寫出「我全身痛」。

查了她過去的病歷，發現幾年前她在內科門診也有過一樣的問題，於是就給她開了那時候醫師所開給她的「有效的藥」，然而病人覺得她無法讓我了解真正的問題，悻悻然地離開。

接著是一位七十幾歲的客家女人，她住在中部偏鄉，三年多以前曾經來看過我，當時她最主要的問題是頭暈、頭重腳輕、呼吸困難，但神經學檢查都正常，在本院或外院的檢查，包括腦波、電腦斷層也都沒有呈現任何問題。最後以抗焦慮劑治療以後，她的症狀明顯有了改善。

因為家住台中，交通不方便，所以我就勸她在當地的醫院看病。但這次她最主要的問題是在於失眠，神經學檢查也都正常。她只會講客家話，閩南語、國語幾乎完全不懂，她守寡多年，家住客家莊，與鄰居溝通從來沒有問題，帶她來看病的兒子與她同住多年，每一次門診都是他陪母親來，而幸虧有他的翻譯，我才得以了解她的問題，而她對這孝順的兒子也十分信賴。

這一次的門診，雖然說已經三年多沒有看過她，但是她還是可以與我充分的溝通，即便我聽不懂她講的客家話，而她也聽不懂我說的閩南話或國語。

這兩個病人的強烈對比讓我覺得，雖然一個是聽力的問題，一個是語言的問題，但有沒有家人的陪伴，竟造成如此大的不同。

這使我想到家人的合作的確會影響到醫療成效，例如第一位病人，雖然我用了很長的時間，而且最近才看過她，但因為沒有家人的陪同，再加上她又沒戴助聽器，使她得不到滿意的治療。

看她走出門診時，感覺到因為不被了解、不被尊重，但我始終無法了解她為何自己跑來醫院，而又沒有助聽器。這使我充分體會到，一個有效率的健康照護系統，一定要有熟悉病人的親友陪同看病，也使我想到，要照顧這種有溝通困難的病人，醫療團隊的孤軍奮鬥，很難期待有令人滿意的成果。

談到聽障的病人，就想起我過去曾經想寫書摘的好書《我父親的雙手》，這本書的作者，雙親都有嚴重的聽障，而他第一個學到的語言是手語，而後才慢慢學會說話。

書中他提到陪父母看病時，最感到難受的是，父親非常急性，看病時常常以手語連珠砲地問醫生一大堆問題，而引起醫護人員的反感。他說，當父親看醫生時，護士小姐都一直提醒他們，醫生還有許多病人在等，如果還要等他翻譯，他們實在無法應付。

作者說當他發現父親事實上也知道其他人的惡言惡語，卻不得不逆來順受時，倍感不捨。這段話給我留下很深的印象：我們應該對聽障病人特別體貼，但當我反思當天的第一個個案時，我還是覺得這種病人看病時應該要有家人陪伴，而當她發現自己沒有助聽器又沒有親友陪伴時，也應該知道這樣看病將會徒勞無功。

離開診間時，第一個病人憤怒失望的反應，與第二個病人感激的眼神，讓我深深覺得家人對這種有溝通困難的病人應該要盡其照護責任，但我也不得不為當天自己的欠缺修養感到羞愧。

於二〇一一六年二月發表

為病人尋求比自己更適合的醫生

最近做了一件較不尋常的事，費了不少心神，終於成功地為病人找到比自己更適合的醫生。

一九九八年，當我決定結束在美國二十幾年的大學醫院行醫生涯返回台灣時，一位我非常尊敬的前輩校友，與我提起他妹妹的女兒有很嚴重的癲癇，希望我回台以後可以幫忙她。當時我毫不遲疑地一口答應下來，但後來才發現我回國是要到花蓮慈濟醫學院服務，而這病人住在台北，所以實在幫不上忙。

三年以後，我因為要就近照顧老父而搬回台北，這位在美國的學長又再度提起這位病人，於是從二〇〇一年起，我就一直照顧這位病人。但很慚愧地，我試了幾種癲癇藥物，都沒有達到顯著的改善，反倒有些藥因為副作用而使她受苦。由於她有嚴重的精神病以及家人的種種顧慮，病人始終沒有接受進一步的外科手術評估。

這位病人年輕時就有精神病，有相當嚴重的幻聽與被迫幻想，而多年來一直在大學醫院接受精神藥物治療，並有幾次因為病情加重而需住院。在我回國前，她的癲癇與精神病都在同一所大學醫院就醫，後來因為她的神經內科主治醫師過世，而轉由一位新進主治醫師照顧。在這種情形下，她哥哥建議她轉來看我，而這幾年來又發現內分泌的問題，也在這大學醫院得到很好的照顧。

記得有次她因為精神病加重，而住進大學醫院病房。當我去醫院探望她時，曾建議她母親，既然這幾年來在我的照顧下，癲癇並沒有明顯的改善，她可以考慮回到這所大學醫院神經科就診，這樣所有醫師都在同一所醫院對他們會比較方便。想不到病人與母親都不以為然，出院後仍堅持回來看我。使我深感有時為了病人方便，卻讓病人與家屬誤以為醫師想要放棄他們，之後我就再也沒建議她們轉院。

最近這位病人因為肺炎住進大學醫院內科病房，病情改善後，突然全身顫抖加劇，而轉到神經內科病房。想不到照顧她的主治醫師竟然是十幾年前照顧過她的那位醫師，而現在他已是專攻癲癇的神經學教授。

前幾天在癲癇學會會場剛好碰到這位在病房照顧她的主治醫師，於是我們有機會討論到這個個案，他也同意所有不同專科都在同一所醫院照顧是最好的辦法。於是我請這位主治醫師轉告病人及其母親我們的建議，而後我趁著到這個大學醫院進行定期床邊教學的那個下午，提早到病房探望她。

病人與母親非常高興看到我，也表示主治醫師已經與她們談過我的建議，但病人很坦率地說，她們了解我這樣安排的用心，但並不完全贊同。於是我告訴她，最近自己因為年紀的關係，開始有不同的生涯規畫，將逐漸減少臨床負荷，而有更長的假期探望在美國的兒孫，因此不宜繼續主導她的臨床照護。

我也再次強調，以她這種比較複雜的病情，如果這些不同專科的醫師同屬一個醫院，使用同一個病歷資料，將會有更好的團隊協調，而有更好的醫療品質。我還告訴她，現在照顧她的這位較我年輕的教授是台灣癲癇領域的權威，「換個人做做看」可能會有更好的治療。最後她終於露出微笑，問我：「但我還是可以不用病人的身分來看你嗎？」

走出病房，陪伴我探視這病人的實習醫師說，他非常高興有機會看一個醫師如何安排病人看別的醫師或到別的醫院就診，讓他學到如何溝通，如何利用「以病人為中心」的原則來做醫療抉擇。

回家的路上突然想起一件往事。當我要離開美國回台時，我們將從小養大的小狗託付一位在癲癇基金會工作的朋友。一年以後，這位朋友來信說，她與鄰居閒談，才發現她有癲癇，而我居然是她以前的醫生。鄰居說，她最感謝我的是我在離開美國之前，給她介紹了一位很好的醫生。她希望朋友轉告我，醫生能夠在自己離開之前，幫病人找到好醫生是非常重要的事。

透過這兩位病人，我領悟到，當醫師發現個人因素或醫療環境影響病人的照護品質時，不要囿於病人對自己的信任或美言，而未積極為病人尋求更適合的醫生或醫療院所。

於二〇一六年五月發表

共同建構台灣的醫病溝通平台

四年前一位剛畢業的醫學生告訴我，「老師，七年前許多同學都非常羨慕我考上了醫學系，但現在他們都非常同情我。」他茫然失望的眼神，以及所述說的醫院實習期間，親眼目睹學長姊在醫院遭受病人與家屬語言、肢體暴力，以及老師因為醫療糾紛，到法庭應訊後的沮喪，一直在我心中揮之不去。

這幾年來我常自問，如果台灣有能力、有愛心、有理想的青年，不再選擇醫療這條路，那麼台灣大眾得到的醫療照護將會是何種品質？最近我們也見到台灣醫界正面臨令人憂心的內、外、婦、兒「四大皆空」的窘境。到底是怎麼樣的醫療政策、醫療系統、醫療環境，導致多少曾經充滿理想進入醫界的新鮮人逐漸改變初衷？

半年來，幾位有心人，包括老、中、青三代共七位醫界人士，以及三位「非醫界」人士（一位本身罹病的名作家，一位病人家屬的音樂家以及一位經常幫忙病人與家屬的神職人員），經過幾次聚談，終於決定在台灣建立一個醫病間彼此溝通的平台，讓雙方了解醫病關係的特殊性，而期待透過了解問題的癥結，得以重建台灣醫病之間的尊重與信任。

我們的目標是促成醫病雙方展現誠意，讓對方了解各自的行醫、就醫經驗，從而減少彼此間認知的差距，改善民眾的就醫態度以及醫師的看診行為，進而減少醫病之間的誤解和糾紛，並帶動改善醫療政策、醫療環境、醫療系統以及醫療品質。

我們終於在二〇一六年六月一日開始在電子報建立【醫病平台】專欄，期待這個平台的「平」字，代表醫病雙方在此可以平等地對話，讓醫療人員真正了解病人及家屬在想什麼、期待什麼，或是對過去的就醫經驗有哪些感激或遺憾，同時也讓病人與家屬有機會了解醫療人員行為背後的想法和邏輯。

我們希望在這個可以促進醫病互相了解的共同園地，讓雙方看到自己的盲點，改變個人的醫療或就醫行為，並透過蒐集議題，進而從政策和教育著手，改善台灣的醫療環境。

我們希望各醫療專業人員，包括醫師、護理、藥學等各種不同專業都能夠在這平台上分享他們所經歷過的醫病之間的問題與個人看法。在當今科學發達、高度分工的醫療環境，不同醫療專業成員的重要性，以及彼此的尊重與合作，是「以病人為中心的醫療」不可忽視的要素。

我們更希望在此聽到病人、家屬，以及社會大眾過去的醫療體驗。溫馨的感受，可以讓醫療夥伴見賢思齊，而不理想的經驗，可以讓大家虛心檢討而改善。同時我們期待聽到社會大眾對醫療的期待，包括醫療人員的服務態度、醫院的管理與政府的醫療政策。這些都會帶給醫療院所、培養醫師的醫學教育機構或更高的政府單位寶貴的回饋。

我們衷心希望在這醫病的共同園地，以真實的故事打破醫病之間的藩籬，幫助彼此的了解，從而增進醫病彼此的尊重與信任。透過傾聽雙方的看法和感受，進而領悟醫生固然要有醫德，但病人也要有「病德」，如此才能有醫病雙贏的理想醫療。透過減少社會對醫療人員的不合理要求，才能給予台灣的年輕醫護人員及時的強心劑，鼓舞醫療團隊士氣，使台灣的醫療品質更符合社會大眾的期待。

我們更期待，在這專欄大家可以分享一些困難的醫療情境：醫療人員對醫療失誤據實以告、道歉，而得到病人與家屬的諒解；在病人面臨生命末期時，鼓勵病人、家屬與醫療人員坦誠相見，而使病人能自主地規畫有限的人生，同時也避免無用醫療的資源浪費，與無意義地延長病人的痛苦。我們也期盼台灣社會大眾可以更積極地參與未來好醫師的培育，願意以他們的病痛，喚起醫學生對病人痛苦的敏感度。

於二〇一六年七月發表

醫師的培育與人文教育

殘而不廢，老而不休的醫界典範

三年前第一次參加美國醫學院協會（Association of American Medical Colleges, AAMC）的年會，看到一位坐在輪椅穿梭於人群的老人，許多醫學教育界的大師都趨前向他問候。後來才知道這位老先生就是二十幾年前發起一個以推動醫學人文教育為宗旨的高爾德基金會（The Arnold P. Gold Foundation）的高爾德醫師，而緊跟在身後幫他推輪椅的就是基金會的靈魂人物高爾德夫人（Sandra Gold）。

這幾年來，這對夫妻四處募款，推動美國醫學院的各種醫學人文活動不遺餘力。在其基金會的資助下，美國所有醫學院每年都在醫學生開始走入臨床之前舉辦莊嚴的白袍典禮，而基金會也贈送好書與禮物給每位首度披上白袍的醫學生。同時這幾年來基金會鼓勵每個醫學院的學生會每年提名一位他們心目中的典範老師，而後在全國醫學生聯合會以及醫學人文教育學者共同組成的評審委員會選出一位「高爾德基金會醫學人文獎」得主，並邀請獲獎者在當年的AAMC年會做一場醫學人文專題演講。同時基金會也在每年的AAMC年會送給與會者一本醫學人文教育的好書。

最讓我感動的是幾個月前高爾德夫人寫信給包括我在內的朋友們一封公開信，談及她的兒子剛過世。她說在兒子生命最後的幾個星期，她在病房裡自問，醫護人員有沒有盡力照顧她兒子，她說她需要公平地說「他們是有盡心照顧」，但當她自問是否滿意他們的照顧，才發現答案是「沒有」，她說這時才了解當心愛的人病入膏肓時，雖然知道院方已經盡了全力，但身為一個即將失去兒子的母親，她所需要的並不只是醫療科技上的幫忙，而是家屬需要更多的關懷與支持。身為醫師的太太，她深知醫療團隊已經盡了全力，但這時她才深感醫療人員在人文關懷方面還有改進的空間，同時也才更了解她先生成立這基金會的意義。

這次我們在年會結束前共進午餐，談到基金會每年都舉辦醫學生人文關懷的散文競賽，今年的第二名與第三名佳作，已經刊載於美國醫學院協會的月刊《學術醫學雜誌》（Academic Medicine）十月與十一月號，這些醫學生文筆非常動人，使我非常期待下個月即將刊登的第一名佳作。當他們談及基金會如何鼓勵醫學生寫出他們心中的感受時，我也忍不住與他們分享最近一位陽明醫學院五年級學生在第一次面對病人死亡時感傷流淚，而在老師的鼓勵下，寫出一篇感人肺腑的好文章。我告訴他們，我們在《當代醫學》雜誌特別開闢了【醫學生的心語】專欄，讓醫學生有機會可以疏導心中的感傷，將之化為優美的文字，這與他們的散文獎也有異曲同工之妙。很可惜我沒有時間，也沒有夠好的英文造詣，可以把它翻譯成英文與他們共享。

最後我忍不住問高爾德醫師，到底是什麼病使他不良於行。他毫不諱言地告訴我，他罹患的是一種原因不明的肌肉疾病，再加上嚴重的頸椎關節病變，使他一方面要靠輪椅行動，看人都需要仰首，但又因為頸椎問題而抬不起頭，所以社交上感到十分吃力，接著他問我，可知道他今年幾歲？想不到他老人家居然已高齡八十五，而且更驚人的是，高爾德夫人告訴我，他老人家還在看病人，因為捨不得病人們。

高爾德醫師曾經是哥倫比亞大學小兒神經科教授，在六十多歲時才在他太太的鼓勵下，開始成立這基金會，成為美國醫學人文教育推手。這位老先生笑著問我，「你今年幾歲？」然後他們夫妻倆相對莞爾一笑，「這年紀我倆才開始全力以赴地為我們的基金會奔走。」

以高爾德醫師的高齡與殘疾，他居然還在第一線為他的理想奮鬥，也難怪這些美國醫學教育界的大老們都那麼尊重他。想不到在我以為年齡已到「山窮水盡疑無路」的關頭，卻因為與這位醫界典範的深談，突然間又找到了「柳暗花明又一村」。人生就是會有這種奇妙的機緣，今天我看到了方向，也找到了動力，但願有一天，台灣也可以成為重視醫學人文教育的烏托邦。

於二〇一〇年十二月發表

培養醫學生的服務精神

上星期日台大醫學院前院長謝博生教授邀請各校分享如何在醫學院推動服務學習。這是我非常關心的醫學教育議題，所以這幾天我也對這題目做了一番反思。

首先我不得不慚愧地承認自己在大學七年裡，從來沒有主動參加過任何以服務為主題的社團活動，而真正接觸到這方面是十三年前由美返台，參加慈濟醫學院行政工作時，才由醫學生接觸到這重要的議題。記得那是第一次我與慈濟醫學生到尖石鄉參加慈濟人醫會的活動，歸途中許多同學興奮地談他們的服務心得，但有一位當時慈濟醫學系最高年級的醫五學姊卻潑了大家一頭冷水，「我們一年才上山看他們一次，怎麼談得上服務呢？我想我們學生根本沒有醫療能力，只是『擾民』而已！」「如果我們真的要服務，就要有一種承擔（Commitment），要能持續地照顧才算是真正的服務。」我覺得她說的很有道理，但我們遠在花蓮，怎麼可能經常照顧這些人呢？

想不到幾個月以後，她告訴我想要成立一個以服務為宗旨的社團，要認養在花蓮附近原住民居多的村莊「水璉」。她說這地方的原住民大多是父母親出外謀生，而阿公阿嬤只會講原住民語與日語，小朋友只會講國語，所以家人的溝通十分有限，而小朋友們學校成績也都不好，老年人生活、衛生習慣也都不理想。所以他們決定「認養」這村莊，而可以持續地關懷照顧村民，高年級同學進行衛教，輔導其健康習慣，有必要時安排到慈濟醫院就醫；低年級同學可以照顧小朋友，指導他們的功課以及帶領他們一些團康的歡樂活動。於是他們成立了「社區健康服務隊」，而有時候週末我與當時執教於公共衛生學系的內人一起去探望他們，看到村裡小孩歡樂的笑容以及老年人滿意的表情，也可以體會到他們豐碩的服務成果。透過這幾位學生，我才深切了解服務一定要有「承擔」，這經驗可以說是我對服務學習的「悟道」。

謝教授所主辦的討論會主題定名為「體驗學習研討會」，首先他說明台大醫學院如何籌畫成立「醫學人文博物館」，希望利用館中的陳設讓學生可以充分體驗到人文的重要性，並介紹一年半前台大醫學院開始提供醫學系新生體驗學習的課程，使他們有機會透過對人物以及人文藝術作品產生感應、思辨，因而提高醫學生的心智能力，能透過反省而內化。他最後以曾獲得諾貝爾獎的愛爾蘭名詩人葉慈（W. B. Yeats）所說的一句發人深省的話，「教育不是裝滿一只水桶，而是點燃一個火種」來做結束。

接著由台大醫學人文博物館計畫主持人梁繼權教授，說明醫學教育唯有經過「體驗學習」與「經驗學習」，用心與用腦，才能達到內化，進而改變學生對事情的看法與服務態度。接著我們很高興聽到台大醫學院社會醫學科報告如何進行「人文學體驗學習計畫」的心得，並由三位台大醫學系二年級學生報告他們由研究杜聰明教授而得到的啟示、由深入探索經典文學與藝術作品而幫助自我了解、由參觀鹿港文物建築與手工藝品，而認識台灣的文化與人文。

接著研討會安排與會者參觀台大醫學人文博物館「台灣人哪裡來？」的資料展示，幫忙與會者了解「體質人類學」的重要，並由何明蓉副教授引導體驗所謂的

「體驗學習親體驗」（Personal Response Tour）。每一位與會者都會抽到一個問題，然後在人文博物館的收藏裡找到一件可以與這題目連結的藝術品，而訓練學員分享彼此的內心感觸。在這訓練中，非常重要的是與會的小組成員都要尊重彼此的隱私，而透過這種密契才能使大家說出真正心裡的話。當天我抽到的題目是「找一幅和你目前經歷的生涯轉變有關的作品，為什麼你會選這個作品呢？」結果我居然找到一幅水彩畫，看來像是大雪中，一位長途跋涉的海外遊子遠遠地看到自己的家，而作品的題目就是「我的家」（My Home）。這幅畫一下子就吸引了我的注意力，因為這正代表了我一九九八年在諸多考量之後，做了人生的重大抉擇，回到久違的故鄉與家人團聚，這個決定改變我的生涯規畫，而全心走入醫學教育的領域。但在離開美國前，我才發現那裡也有許多的朋友、病人、家屬使我捨不得離開，這才領悟到在我成人的生命裡，在美國的時間反倒比台灣還長，感慨之餘，就寫了一篇〈家，甜蜜的家，何處是我家？〉（Home, Sweet Home, but Where is My Home?），而最後的結論是我很幸福，因為我發現我擁有兩個家。在這種氣氛下，我很驚奇地發現，我會與這些平常不太熟悉的老師們侃侃而談這幅畫引發的內心感受，而由心路歷程的敘述，使我對自己的了解更上一層樓。

接著是陽明大學外科教授陳維熊醫師，談他如何帶領學生參加國際醫療服務到中國、印度等偏遠地區所帶來的成就感，最後中國醫藥大學、台北醫學大學、成功大學、慈濟大學以及輔仁大學也都一一與聽眾分享該校如何推動學生的服務課程。

毫無疑問這是一場令關心台灣醫學教育的學者們感到振奮而欣慰的研討會，我們見證了台灣醫學教育開始以行動落實醫學人文的關懷，透過學生的「做中學」，而達到體驗學習的精髓——「反思（Reflection）與互惠（Reciprocity）是服務學習的兩個中心要素」。看到台灣有這麼多關心醫學教育的學者在週日整天聚精會神地討論這過去鮮少在研究、教學上受到重視的議題，也讓我深深感到台灣的醫學教育還是充滿了希望。

於二〇一一年四月發表

醫事科技人員的人文素養

十二年前當我回國在慈濟醫學暨人文社會學院（即慈濟大學之前身）服務時，我們開了一門「臨床醫學導論」的選修課給醫學系、護理系、醫技系、公衛系的一年級同學，讓他們有機會到醫院，在主治醫師的安排下，透過與病人、家屬、主治醫師的互動，了解自己將來在健康照顧團隊裡扮演的角色。記得一位醫技系的同學在期末報告時，說出這門課對他的影響。他坦承他入學不久就已打定主意要重考，因為他對自己學這一行有什麼用絲毫沒有概念。想不到在這堂課裡的一次小組討論，主治醫師告訴他，對於他們所討論的病人其往後的治療計畫是要看他的肝功能指數來決定，而這麼重要的血液生化檢查就是要靠醫技專業人才在實驗室裡的努力。他這才了解自己將來能在醫療團隊裡，發揮讓他引以為傲的功能，而對自己的前途充滿信心，因此決定不再重考。

這經驗使我深信，除了醫生與護理人員直接接觸病人以外，其他醫事人員如藥師、放射師、醫學檢驗技術師、驗光師、食品營養師等的工作都與國民健康息息相關，而醫務管理、資訊管理系所訓練出來的專業人才，也因為參與醫療政策的規畫，而影響到更多人的健康照護品質。因此我對於最近培育醫事科技人員的大學、技術學院、專科，並不太重視人文素養憂心不已。我一直在思考，醫事人員的培育，需要人文與科學教育並重，讓學員培養對人的關懷與愛心，了解自己的價值，是全面提升台灣醫療照護品質不可輕忽的工作。

台灣的教育從小就是以考試來評估教學與學習的效率，而很遺憾地在無遠弗屆的升學主義影響下，大部分學生在中學時，就因為專攻數理或人文的考試範圍不同，很早就在這涇渭分明的兩條路作出決定，而選擇醫療或醫事人員這條路的學生往往偏向數理方面，也因此如果進入大學又不重視人文教育的話，後果真是不堪設想。

人文包括層面很廣，哲學、文學、藝術、歷史，以及社會科學如人類學、心理學、倫理學都包括在內。人文教育會直接或間接提升學生的倫理道德、推理能力、邏輯演繹、敏銳觀察、人際關係，而有助於醫療品質的改善。透過人文的體驗，我們才有機會了解醫療專業人員所看到的科學層面的「疾病」（Disease），與病人所感受到的人文層面的「病痛」（Illness），兩者之間有時會有相當大的差距。一般而言，在健康照護領域的教育裡，我們常偏重「知識與技術」的傳授，但更重要的是要在培育過程裡，讓學員了解「態度」的重要，所以我認為一個培育醫事科技人才的校園，應該具有以下的基本條件：

一、課程的規畫：學校一定要有人文課程的規畫，提升學生溝通的技巧與灌輸希望的藝術；推薦好書，提高閱讀能力與興趣；介紹醫界典範引導學生的熱誠；培養國際觀與加強外文能力；推動醫療人員負起大眾醫療教育的責任，同時了解疾病的誤解與偏見可能造成病人的傷害，由此啟發學生的同理心與敏感度；學習醫學倫理的原則與應用；融滲人文關懷於生物醫學的學習；加強學習老人照護與臨終關懷。

二、師資方面：學校應該要有師資培育中心，改善老師教學的技巧與學習的能力；同時發掘校內與校外的典範人物，並使典範老師獲得應得的尊重。

三、改善校內的人文風氣：經常舉辦讀書會、討論會、論文比賽、音樂藝術發表會、介紹好書的活動；提供校內與校外的服務機會，並加強學生對社會周遭環境的關懷以及對社會的責任感，以及鼓勵體驗學習與大眾教育。

四、學校硬體的配合：加強圖書館、演藝廳、藝術展示中心、音樂欣賞教室等的設備。

我衷心希望我們訓練出來的醫事人員在畢業前都能夠學好其科學專業以及人文素養，對別人的痛苦具有敏感度，隨時把握服務的機會以享受助人的快樂，可以忍受挫折，並且積極參與大眾教育，同時也都能獨立思考，具有理想、使命感與社會責任感，並能與人溝通，與醫療團隊的其他專業人員合作。

於二〇一一年六月發表

如何讓醫學生感受病人的痛苦

這幾年來我每個月都到三家教學醫院做教學迴診，利用實際病例，帶著年輕的醫學生，到病人床邊進行詢問病史以及身體診查，而後與他們探討如何找出病人的問題以幫忙病人。我希望利用這機會讓這些年輕人了解臨床技巧與知識的重要，更重要的是要傳授看病所需要的「態度」以及了解病人感受的「敏感度」，讓這些即將畢業的醫學生有機會重溫他們在醫學院一、二年級所學習過的人文關懷，並適時地加強他們對病人的感受，有將心比心、感同身受的「同理心」。

然而幾天前的教學迴診，一位醫學系六年級學生告訴我，雖然他知道我希望在教學迴診提出來討論的病人必須是可以一起到床邊探問診察的病人，但他還是希望這次能一起討論一位已經出院的病人。他說這是他生平第一次看到的「重症肌無力」的病人，於是他用心收集了許多有關這病人的資料，甚至包括他對這病人所做的身體診察的錄影帶。看他興致勃勃地要與同學們分享他所收集的資料，我也不好意思潑他冷水，但心裡感到非常遺憾，因為沒有病人實際參與臨床教學，學生們就失去體會病人感受的機會。

這位醫學生所提出的個案是一位快三十歲的女病人，兩年來因為全身倦怠無力、走路困難到跌倒好幾次、吞嚥困難、眼瞼下垂、視力模糊、暈眩，看過內科、耳鼻喉科、神經內科、神經外科醫生，但一直沒診斷出什麼病，也因為心情不好，看過精神科醫師，服用過鎮定劑及抗憂鬱劑，但症狀也沒有好轉。

我突然間靈機一動，要所有同學想想看，這位病人有哪一種症狀並不是「重症肌無力」所常見的症狀，結果馬上有同學指出這種病是來自神經肌肉間的神經傳導介質的問題，應該不會引起內耳或腦幹病變所引起的平衡問題，所以「暈眩」不應該發生在這種病人身上。最後我問同學們為什麼這病人會有視力模糊的問題，同學們馬上指出，當眼球運動肌肉疲乏而不相協調時，雙眼各自獨立攝取的影像在大腦就無法整合成一個完全吻合的影像，因此就會產生一個東西看成兩個影像的所謂「複視」症狀，因此會視力模糊。我接著再問他們是否曾有過「複視」的經驗，每個人都搖頭。於是我請同學將自己的左手臂向左伸直，豎起左手的食指，然後兩眼緊盯著這手指，這時沒有人經歷到「複視」，接著我請他們用自己的右手指輕輕地在右眼眼瞼壓下自己的眼球，結果許多同學都驚奇地發現自己的左手食指霎那間都變成兩個影像。我要求大家繼續盯著這食指，看能持續多久？不到一分鐘所有同學都大呼受不了而放棄，他們說這種「複視」的感覺讓他們覺得頭暈，而這時大家才領悟過來為什麼這位「重症肌無力」的病人會用「暈眩」來形容她的感受。這不只讓他們了解當兩眼無法聚焦時會因為「複視」而感到頭暈，更由此了解我們以為沒什麼大不了的「視力模糊」，竟然會是這般難受。

本來我因為這次的教學迴診沒有病人的參與而感到遺憾，但意外地發覺因為這樣的討論與「實驗」，讓同學們體會病人的症狀，而上了一堂更真切的「同理心」的課。同時更重要的是透過這場討論，同學們才深刻地了解，因為視力模糊而導致的頭暈，有些病人可能會使用我們醫學上描述內耳或腦幹疾病所引起的「天旋地轉」的「暈眩」，而「誤導」了醫生。

接著大家一起觀賞這位同學所準備的病人治療前與治療後眼球運動的錄影片，並得知這病人在不到一星期的藥物治療後，眼球運動恢復正常，再也沒有「暈眩」的問題。

我一直深盼台灣的臨床教育一定要好好加強床邊教學，讓學生學習用心聆聽病史、做好身體診察的基本功，同時要花時間了解病人的感受，才能避免誤解病人所想描述的病情。

我相信這病人兩年來之所以一直未能找到正確的診斷，就是醫師看病沒有給予病人足夠時間的最好見證。我衷心地希望醫學生都能夠經由這次的討論，學習到如何做個更好的醫師。

於二〇一一年七月發表

教導醫學生對病人的關懷

一位友人寄來一篇今年三月底登在《新英格蘭醫學雜誌》中發人深省的好文章〈跳入水中：臨床醫學生的訓練〉（Into the Water: The Clinical Clerkship），探討如何在醫學生最初踏入醫院接觸病人時，用心培育他們對病人的關懷。

這篇文章是由一位資深的哈佛醫學院臨床醫學老師 Katharine Treadway，與一位目前已經畢業一年的內科實習醫師 Neal Chatterjee 共同執筆。這位年輕的醫師回憶自己在哈佛醫學院三年級（相當於台灣七年制醫學系的五年級學生）時，剛剛開始進入醫院時的各種惶恐、不安、哀傷、失望，而由此如何快速地成長，並點出一個很可怕的事實，「隨著臨床經驗的累積，如果沒有老師典範的用心指點，學生是非常容易在獲得經驗、知識與技術的同時，慢慢地變得麻木不仁，而失去了對病人的愛心。」

這一對師生在這篇文章裡道出許多醫學教育非常重要的理念，同時也引用社會學家的觀察，點出醫學教育常提到的「醫生對病人的關懷與愛心是可以教的嗎？」的大哉問。他們認為大部分選擇進入醫學院的都是有愛心的學生，但在成長過程中，當他們不斷地暴露在病人生死病痛的打擊時，如果老師忽略了他們在感情上的挫折，而沒有及時伸出援手，醫學生會因為周遭團隊的冷漠，不知不覺地學會了以「保持距離，以策安全」的態度來應對這種考驗，漸漸成了經驗豐富，但「無動於衷」、「從容不迫」的資深醫師。

作者引用二〇〇五年作家David Wallace Foster在哈佛醫學院畢業典禮的演講，述說一條大魚游經兩條小魚時，跟他們打招呼說，「你們喜歡水嗎？」結果小魚問另外一條小魚，「什麼是水呀？」這位年輕的作者說，醫學生初次踏入醫院就像是被丟進水裡的小魚，不知自己身在何處，無助地自我摸索。因此他們選擇用〈跳入水中：臨床醫學生的訓練〉為題，寫出這篇好文章，呼籲教學醫院用心幫忙醫學生的成長，要能隨時關心醫學生的心理需要，幫忙他們有機會抒發自己感情上的挫折，而給予適時的疏導與支持，並由此學會如何關懷照顧病人。

昨晚剛看完這篇文章，今天中午正好輪到我與在內科實習的六位五年級與四位七年級醫學生，以及下午與在外科實習的六位五年級醫學生進行醫學人文的小組教學，我突然發覺我比往常有更敏銳的觸角，更認真地想體會學生對他們所提的個案的心理感受。

今天內科組的同學所提出的，是一位八十幾歲的癌症末期病人拒絕接受置入胃管的開刀，內科團隊非常擔心單靠靜脈注射的營養，恐怕無法使病人捱過化學療法，因此想盡辦法要與這位病人的家屬溝通，但他們也都尊重病人的決定，而不贊成開刀。在我的鼓勵下，每一位同學各自由不同的角度說出他們的看法。想不到這些年輕的「新手」提出了許多平常我們急於「給病人最好的照顧」時不太會顧慮到的考量。他們的意見幾乎囊括了西雅圖華盛頓大學醫學院詹森教授（Dr. Albert Jonson）團隊所提出的「四個面向」（醫療因素考量、病人意向考量、生活品質考量、社會環境考量），看到學生們如此地用心，我心裡真有說不出的快樂與驕傲。

外科組的同學提出一位由診斷到死亡只有三個月的肺癌病人，家屬事後與學生說出心中的困惑，「早知他只有三個月的生命，當初是否不應該鼓勵他接受痛苦的治療？」參與照顧這病人的同學非常誠懇地說，我們都希望能幫忙病人得到最好的治療效果與生活品質，但我們怎能預知這病人只能活這麼短呢？

首先我告訴學生，當病人死亡時，家屬都會因為不捨，而對醫療團隊、其他家屬成員、甚至對他們自己產生不滿；而身為醫者的我們常常也會因為治療結果不理想而自責與不安。然而更重要的是我們一定要自我檢討，從中記取教訓，以避免將來重蹈覆轍。唯有對自己期許下一次再碰到同樣的情形，我們會因為從這位病人所得到的經驗，而改善了我們對這類病人的照顧，這樣也才能疏導我們內心的遺憾與不安。

接著我就請同學發表他們如何勸病人與家屬接受醫療團隊認為對病人有好處的治療，這時有一位同學居然說出，「我們是否可以考慮將病情說得更嚴重，這樣家屬才有可能答應我們想幫忙病人的治療？」這個說法激起了其他同學非常深入的辯論。總之，今天這兩場學生們由病人與家屬的角度，用心探討醫者應該如何關懷他們的真誠態度使我有說不出的感動。透過學生的自由發問與開放討論，我也成為

「教學相長」的受益者。

今晚夜深人靜，當我在書房沉思時，我突然間悚然而驚，目前國家制度對醫療人員的人身安全與專業尊嚴的欠缺保障，以及媒體對醫療新聞的偏頗報導，在在嚴重影響社會大眾對醫院、醫師的信任，造成醫病關係的江河日下，我們一廂情願地教醫學生對病人的關懷會有成效嗎？台灣這幾年來，因為健保政策的不合理給付、醫院企業管理的過當、醫學院重研究輕教學的升等與薪資制度，已嚴重造成臨床醫學教育的不受重視，而在這種大環境下，到底我們還有多少臨床醫師願意花時間關心醫學生的心靈成長？到底我們還有多少有理想有愛心的優秀年輕人願意走向學醫這條路？說實話，這是我對台灣目前醫學教育最大的隱憂……。我衷心地希望台灣社會大眾與醫療照護團隊都能彼此更加體恤，唯有良好的互動才能孕育出更有愛心的好醫生。

於二〇一一年八月發表

醫學生的老師責任重大

最近參加美國醫學院協會的醫學教育年會，認識了一位康乃爾大學醫學院的教授。閒談間她提及幾十年前，她母親第一次發病住進哈佛大學醫學院的教學醫院，她親眼見證了一位醫學院大教授非常不好的「身教」。

她說這位教授帶著一群學生進入病房，對她母親以及她們幾個姊妹連一聲招呼都沒打，就開始他的教學。他眼睛只看著醫學生與住院醫師，要他們看他如何做身體診察，並對他們講解對她母親的診斷以及治療的看法，但老師與學生們從頭到尾都對病人與家屬視若無睹。當時她看在眼裡非常失望，恨不得能當場指出這位教授的不是，而後來也證實她母親所得到的是「多發性硬化症」，不像這位教授當時對學生所說的診斷。

她很感慨地說，我們這些教醫學生的老師真的要非常小心，因為不管我們對醫學生說了多少道理，如果學生看到我們所做的與我們在課堂上所教的不一致時，我們所教的一切就破功了，學生會學我們「做」的，而不是我們「說」的。她說哈佛大學醫學院的學生都是聰明絕頂的一流學生，你就是不教，他們也能自己學到不錯的知識與技術，但是不良的示範卻會帶來可怕的錯誤態度與行為。

這使我不由得想起四十幾年前我還是醫學生的時候，在台大醫院小兒科門診也見證到讓我覺得非常遺憾的不良示範。這是一位留美回國的心臟科主治醫師，她是學生們心目中的傳奇人物，有話直說，從來不對主任、教授奉承，對於教學總是全力以赴，但很遺憾地那一天她在門診時與病人家屬的互動卻給我們學生留下非常不好的示範。

記得那是一個天氣相當冷的下午，這位醫師在對一位小兒病人做了身體診察以後，就很興奮地對學生們說，這是難得一見的先天性心臟病，於是他把病人的衣服攤開，要我們每個學生都要學習使用聽診器，注意聆聽這心臟的雜音。病人的父親不忍心天氣那麼冷，所以就把衣服拉下來蓋住病人的上身，但這位主治醫師馬上又把衣服拉開，而病人父親在兩位同學聽完以後，又把病人的衣服拉下，想不到這位主治醫師瞪他一眼，二話不說又把小孩子的衣服拉上。接著她改用英文說，「This is a very interesting case（這是一個很有趣的個案），所以我要你們每個人都能好好仔細聽出這不尋常的心雜音。」這時病人父親再也忍不住而爆發了，他把小孩的衣服穿上，抱起小孩走出診間，到了門口又回過頭來，狠狠地瞪了我們一眼，說了一句讓我永遠難忘的話——「對你們來說，可能是『有趣的個案』，但對我這父親而言，他是一個可憐的孩子，我絕對不會同意你所說的，他是一個『很有趣的個案』。」

過去在醫學教育裡，我們都非常注重在醫學院課堂裡所教的「正式課程」，而以學生修了多少學分數、鐘點數，來規範學生離開校門時，是否達到可以報考醫師執照的資格。然而這幾年來，關心醫學教育的學者漸漸注意到，這種老師對醫療同事、學生、病人、家屬的態度以及他們對病人所做的治療與態度，對學生將來的行醫行為的影響卻遠大於課堂上的「正式課程」，而開始以另一個名詞「隱藏課程」（hidden curriculum）來稱呼這種老師們本身待人處世的態度對學生的影響，尤其是臨床老師帶著學生到病人床邊從事教學時，最重要的不再只是教學生如何做身體診察、診斷、治療，更重要的是要讓學生學會一個好醫生如何透過人際溝通的技巧，能與醫療團隊的成員合作無間，能使病人與家屬心平氣和地敘述其病史，並能夠體恤病人的感受，在不傷害病人的原則下，做詳細的身體診察，並且能花時間解答病人與家屬心中的疑惑。

想不到今天我們兩個已經從醫學院畢業多年的醫學院教授一談起來，才發覺我們仍然對這種多年前所觀察到老師無心的錯誤行為無法釋懷。想到這裡，不禁悚然心驚，醫學生的老師責任重大，我們一定要謹言慎行，不要誤導我們的學生，而傷害了更多的病人。

於二〇一一年十二月發表

找尋工作的意義

前幾天一位相交多年的朋友，以他最近陪他兒子在外面某個醫院住院開刀的經歷，感慨地對我說，「我覺得你這幾年所做的事，事實上並不能改變社會大眾對台灣醫界的失望。」看他悵然若失的表情，我心中產生很大的衝擊，忍不住問他到底看到了些什麼。

他說他一直無法在兒子開刀前有機會與醫生談話，以進一步了解他的診斷以及開刀的詳情，但要送進開刀房時護理人員卻遞給他們一張「手術同意書」要他們簽字，面對同意書上「醫師之聲明」、「病人之聲明」洋洋灑灑好幾項醫生對病人已經說明了多少、病人經過醫生說明已經了解了多少，他說他實在簽不下去，但如果執意不簽而醫生又不出現，結果勢必會延誤兒子的開刀，想到這一點，心裡一橫就簽了名。

想不到開刀過後，連續兩天醫生都沒來看他兒子，等到他聽護理人員談到這位醫生每天都有到病房來看他的病人時，他才意識到自己一定是「做錯了什麼」或是「少做了什麼」。經過打聽，他終於在電梯口等到了這位醫生，而即時的送禮，馬上換來了醫生每天來看他兒子，甚至有時一天來兩次。出院後他愈想愈覺得「難怪社會上有這麼多人對醫師有責難」，也因此他認為我所做的工作沒有意義。

幾天後一位比我年長的內科同事前來找我，與我分享他幾天前對醫學生教學的事後反省。他說他平常在看完病人以後，一定會與病人及家屬說明，但那天不知怎地，他做完檢查就匆匆帶學生走出病房。他很後悔自己當天的舉止，讓學生看在眼裡將是一個非常不好的示範。我們都非常清楚，老師所表現的行為往往會比老師上課所講的影響更大，這就是所謂的「隱藏課程」。看著這位學長誠懇的眼神，我不覺想到如果能夠讓學生看到這麼資深的老師都還會為自己教學帶給學生的影響而反省，將會感動學生，而使他們學會作一位好醫師所不能或缺的「自省」。

於是隔天早上我們就將我的教學時段變成我與這位學長的共同教學。首先這位學長先與學生分享他對上星期的教學迴診所做的反省，接著他說他有一位腎上腺腫瘤的病人願意參加今天早上的教學，讓同學們有機會看到這種病的一些獨特的徵候。接著他帶著學生一起看這位病人，看著他與這位病人和太太親切地問診及良好地互動，連我這行醫四十幾年的「老醫生」都非常感動，接著他就在床邊進行身體診察，讓學生看到許多難得一見的身體徵兆。坦白說，對我這專攻神經內科的醫師來說，這是有生以來第一次看到教科書上常提到的「水牛肩」（buffalo hump），真是大開眼界。

接著因為這位病人述說他上樓梯時有些困難，所以我就利用短短十分鐘讓同學有機會看我如何為這病人做有關運動神經方面的神經學檢查，特別對腎上腺荷爾蒙分泌不正常可能引起的肌病變（myopathy）做了一些討論。看著學生對我們兩人「合作演出」的專注表情，我感到一種說不出的快慰與成就感。

晚上我坐在書房，突然間不知怎地這兩件完全相反的事同時湧現心頭，一個是因為自己所作的努力被看成毫無意義而感到沮喪，但另一個卻是找到自己工作的意義而感到喜悅。這使我想起「撿海星的少年」的故事：

一個來到沙灘玩耍的少年，撿起被沖上岸的海星，一一擲回海中，以免牠們因為脫離海洋過久而死亡。當他被問及：「被沖上岸的海星這麼多，你不可能將牠們全部都扔回海中。而且，今天扔回去了，明天可能又被沖上來。你能將這裡的海星都扔回去，世界上其他地方又有更多的海星被沖上岸。難道你不知道自己再怎麼做，結果都一樣嗎？」想不到少年聽完問題，又撿起一隻海星，將牠擲回海裡，而後回答說：「但是對這隻海星來說，可就不一樣了。」

我想我終於知道如何回應這位質疑我的工作到底有沒有意義的友人，我會很誠懇地告訴他，我與這位學長都想效法這位「撿海星的少年」，只要我們能影響一位學生幫忙他們成為良醫，那我們的工作就有意義了。

於二〇一二年一月發表

病人出院後的照顧問題

今天在與幾位剛踏入醫院實習的五年級醫學生的定期討論會裡，學生提到很擔心一位將近六十歲的男性病人將來出院後的生活起居。他們告訴我，這位病人在幾個月前被發現有肺癌，轉到本院以後才發現癌細胞已轉移到腦。病人的太太十年前癌症過世以後，他就一個人獨居，雖然兩個孩子都住在附近，也經常去看他，但他們因為上班忙碌，而且也都有自己的小孩需要照顧，所以沒辦法經常陪他。他們告訴學生，有時煮了好吃的飯菜，放在他的冰箱裡，但病人不願拿出來加熱食用，反而會到附近的便利商店買零食，所以他的體重一直下滑。最近因為前列腺肥大的問題，小便一直不順暢，而有時來不及上廁所就尿在褲子，而他就換下內褲丟入洗衣機，等外籍傭人來看他時再洗。同時因為早年老菸槍的壞習慣，肺功能一直不理想，最近走路運動也很容易氣喘，有時還需要使用氧氣。

當我問學生這病人大概再多久就會出院時，學生們臉色尷尬地說，這病人才剛住院沒多久，可能還會住院一段時間。我趕忙及時澄清，我之所以問這樣的問題是因為我想知道，在他出院前我們到底有多少時間可以準備。我也告訴學生們，事實上在美國的臨床訓練是要醫生們在病人住院當天就要開始作出院時的準備，這樣才能在病人身體狀況可以出院時，不至於因為家庭或照顧機構無法應付而延遲出院。

接著這位病人的個案管理師（護理師背景）與我們分享這幾個月來這位病人肺癌的治療情形、預後，以及他的家庭環境。而後社工人員也接著報告了這病人接受治療過程中，家裡所發生的各種問題，這也才有機會讓我們這些醫生與醫學生了解到底我們在這病人出院之前，除了醫療方面，還有多少照顧層面的準備工作。透過這討論，學生們才有機會了解為什麼我們常會安排住院病人的家屬與醫療人員會談，以幫忙醫療人員了解病人的生活環境，以及讓家屬了解照顧病人所需要具備的知識技術。

我也趁機與同學們分享兩年前參訪約翰霍普金斯醫院時的一個小故事。一位內科主治醫師在個案討論會裡，報告一位前幾天才出院的病人，出院當天兒子接了父親回到家，在一切就緒後，就趕去上班，而留下病人單獨在家。等到他下班回到家才發現父親臉色蒼白一直喊痛，趕忙送回醫院急診處，這才發現是他的留置導尿管在病人到家以後，家屬並沒有被交代要將導管的夾子鬆開。所以可憐的病人在尿袋充滿以後，因為尿液無法引流出來，而一直處於憋尿的狀態。這位醫生說這病人在出院前，醫療團隊雖然有機會告知家人在家如何照顧病人的各種細節，但一個小環節的疏失，卻造成病人這般的痛苦。她語重心長地說，病人出院後的「過渡時期」因為醫療人員的疏失引起病人的痛苦是應該可以避免的。最後內科主任滿臉嚴肅說，這位年輕主治醫師如此用心地藉著這個個案，詳細地報導病人與家屬的感受，使我們全科同仁可以了解我們醫護人員因為忘了交代這種「簡單的基本細節」，而導致病人與家屬如此的痛苦與不便，是醫院不應該發生的，這是約翰霍普金斯醫院的「奇恥大辱」，大家一定要通力合作不要再有這種不幸發生。

最後我特別指出今天學生能夠在病人住院才沒幾天，就開始考慮到病人將來出院後的照顧問題，是非常難得的態度，這種未雨綢繆、以病人為中心的全方位考量，是非常值得稱許的。這個個案的討論讓醫學生有機會了解到病人康復或病情穩定可以出院時，醫生還要考量病人出院後的生活環境，才能放心讓病人離開醫院；不然，出院沒幾天，病人又要被送回醫院，甚至於半夜送到急診處，這對病人與家人公平嗎？徒增醫療費用的浪費，合乎公平、正義的原則嗎？更有教育價值的是，今天讓醫學生聆聽護理人員、社工人員的報告，以了解他們的工作是多麼地有意義，使學生了解這些「幕後英雄」，對病人的治癒或幫忙扮演多麼重要的角色，使他們將來在職場上，會更尊重這些非醫生的工作夥伴們。

於二〇一二年二月發表

讓我們一起改善台灣的醫療品質

在一個童年好友的聚會裡，可能因為大家都上了年紀，話匣子一打開，談的竟然多半是與健康、看病、吃藥有關的議題。有位老友就提起他很幸運，因為他的醫生對他很好。接著他娓娓道出這位醫生是如何的好法：「他給我安排許多昂貴的高科技檢查，什麼斷層掃描、核磁共振都做了。」另外一位老友也說他的醫生很棒，「我需要看他時，他都能在一兩天內就挪時間看我，而且他開給我的高血壓藥都是好多種昂貴的新藥。」還有一位又加了一句，「我什麼問題都可以與我的醫生商量，我的父母年老需要申請外勞時，他也幫我寫了什麼量表，讓我能申請到外勞。」說來說去大家都十分滿意台灣醫療的「物美價廉」、「可近性」、「重人情味」，有位同學感慨地說，「難怪我們許多親戚退休以後，都從國外搬回來台灣，享受這種高水準的健保。」

我忍不住問了一句，「聽你們講這麼多對台灣醫療的滿意，但好像都沒有提到你們的醫生花多少時間談你們的問題，花多少時間給你們做身體檢查？」想不到老友居然對我這座中唯一的醫生的問話感到錯愕，「你們做醫生的實在太忙了，有那麼多病人掛了號等著看病，我哪裡還好意思問問題。醫生那麼有誠意為我安排好多高科技檢查，給我開最好最貴的藥，我已經感激都來不及，哪裡還好意思問他什麼問題或希望他做什麼身體檢查。」

回家的路上我一直在想，這樣下去，台灣的醫療資源還能撐多久，而更讓我擔心的是我們的醫療品質會變成什麼樣子……。我一直認為台灣民眾對醫療的滿意度大多是在於它的「方便性」以及全民健保使我們不用擔心「經濟負擔」，但相對地卻不太有人重視與了解「醫療品質」的重要性。

如果我們繼續任由社會大眾浮濫就醫，醫療單位勢必無法應付龐大的病人數目，醫生將愈來愈沒有時間做好詢問病史及身體診察，只好任由科技與效率掛帥。然而，當醫生與病人都相信診斷一定要靠高科技檢查，而不再花時間看病人，我們便會發現有些病人根據影像檢查就貿然進行治療，而在病情並無好轉時，才發現病人還有更嚴重的問題未在檢查中顯現。所以社會大眾絕對不能忽視醫生問病史以及聽診檢查的重要。

我更擔心的是當醫學生看到老師們都沒有時間詢問病史，也不仔細檢查病人，他們自然而然只學到如何安排高科技檢查，而沒學好更重要的看病基本功。當年輕的醫生只看到由科技顯示「疾病」，而越來越看不到「病人」時，行醫的生涯就少了與病人的接觸、關懷、互動，結果每天繁忙重複的工作卻再也找不到工作的意義，而無從體會羅慧夫醫師所說的「做醫生是一種福氣」。這樣下去，台灣的第一流人才還會繼續把學醫當作他們的第一志願嗎？同時，一般大眾也需要了解，多種藥物一起服用會彼此影響其吸收與代謝，所以除非有必要，藥吃得多也不見得有好處。昂貴的新藥也不一定比老藥好，有些新藥上市時間不夠久，副作用還看不出來，所以除非是本來的老藥沒有效或副作用太大，否則沒有理由一定要換成新藥。

最後值得一提的是，雖然目前的醫療政策已開始推動早期癌症的篩檢，然而對於健康生活以及預防醫學的推動仍然有待加強。

總之，目前對醫療基本功的忽視、對用藥的多寡與新舊藥物的誤解、對高科技檢查的迷失、對醫學教育的負面影響，以及健康生活習慣與預防醫學的未被重視，都非但未能提升醫療品質，反倒因為醫療費用激增，耗盡有限的醫療資源。我們何不一起從今天開始，注意攝取正確的養生保健知識，照顧自己的身心健康，不濫用醫療資源，生病看醫生時要有耐心，要尊重醫師的專業判斷，不再要求沒有必要的藥物與高科技檢查，不以訴訟威脅醫生，共同營造雙贏的醫病關係。最後讓我引用長年關注醫療的監察委員黃煌雄先生所呼籲的「健保永續，人人有責」來與大家共勉，讓我們一起改善台灣的醫療品質！

於二〇一二年四月發表

為醫學教育把關的重要與困難

前幾天，一位在美國醫學院服務多年的好友回國，於某教學醫院舉辦與醫學教育有關的活動裡，我們暢談彼此對台灣醫學教育的看法。令我們深感憂心的是，如果我們沒有一個把關制度，任由不適任的醫學生畢業或有問題的醫生完訓，那麼我們對民眾的健康並沒有負起把關的責任，這使我忍不住與大家分享一九七五年，我初到美國所發生的一件令我非常震撼的往事。

記得當時我是明尼蘇達大學醫院第一年神經科住院醫師，到美國才只有幾個月，人地生疏，語言溝通能力還相當有限。在這醫院的訓練制度裡，在住院醫師之下，通常都有「實習醫師」（intern）與「醫學生」跟隨，而住院醫師要負責指導並且參與他們實習成績的評估。

當時分派到我的團隊，有一位內科轉來的實習醫師與一位明尼蘇達大學醫學院四年級醫學生，後者是學士後醫學系四年制的最後一年，再過幾個月即將畢業。但是一起工作不到兩星期，我與這位實習醫師都注意到，這位醫學生的工作態度非常有問題，遲到早退，毫無責任感。有一天這位實習醫生對我表示，他非常擔心這樣的學生，將來畢業後怎麼能夠照顧好病人，所以建議我們一定要特別用心指導他。剛好那天下午有位病人需要做腰椎穿刺，所以我主動邀這位學生來跟我一起做，想不到他竟告訴我，他已經做過無數次的腰椎穿刺，所以他不需要再學。

我們都深知醫學系四年級的醫學生很少人有機會做過腰椎穿刺，更不用說是「做過無數次」，因此這位實習醫師實在氣不過，堅持要他在我們的指導下進行這個臨床技能。但當我看他生疏離譜的手法，戳一針不進，也不與病人做任何解釋，就不假思索地再戳一針。看到這裡，我實在無法聽任他繼續傷害無辜的病人，因此我就不再讓他做下去。

這件事給我留下很深的印象，坦白說，當時我初到美國，也不曉得讓醫學生在臨床實習「不及格」的後果會有多嚴重，但聽這位實習醫師義憤填膺地陳述醫學教育有義務替社會大眾的健康安全把關時，我深為所動，就在徵得主治醫師的同意下，在這位學生的最後評估列舉出他的嚴重異常行為，而給予「不及格」。

想不到隔了幾個月後，我接到明尼蘇達大學醫學院的另一所教學醫院的內科教授來電。這位素未謀面的教授在電話中對我說，他很佩服我的膽識，能夠把一位不應該畢業的學生擋下來。我乍聽之下完全聽不懂他在說什麼，他才跟我解釋，這位學生過去在好幾個臨床科的表現都十分有問題，而被評估為「不及格」，但他總是以身為黑人，提出遭到「人種歧視」的申訴，搞得許多臨床老師都因為多次的行政會議不堪其擾，心不甘情不願地撤回既有決定。他希望我們堅持到底，他說聽我的口音，我應該不是美國人，所以他相信這學生再也沒有辦法以同樣的理由成功地申訴。

後來校方終於維持原來的決定，要求他需要到另外一所教學醫院重修神經內科的臨床訓練，而無法如期畢業。對我個人而言，這件事情後來衍生出相當大的壓力，甚至曾有一陣子讓我感到恐懼與後悔，但事後每想到這件事，我都會因為自己當年能夠堅持「替醫學教育把關」的信念而引以為傲。

最近這幾年有機會與熱心教育的年輕醫師在一起，深深感到這些人都是為台灣醫學教育默默付出的無名英雄，但如果台灣的醫學教育界沒辦法建立重視教學的配套制度，這種醫師即將瀕臨絕種。因為他們為教學所付出的精力與時間，會影響到他們的升遷遠不如以研究為主的醫學科學家，而收入也遠不如以照顧病人為主的臨床醫師。

如果學校與教學醫院沒有及時地建立鼓勵教學的制度，我們又如何希冀他們為醫學教育，扛負起艱鉅費時的去蕪存菁之重任？而如果沒有學校或教學醫院好好把關，那我們又怎能確保醫療品質與安全？我衷心地希望各醫學院與教學醫院都能重視培育良醫的教學努力，並使這些為教學盡心盡力的典範得到他們應得的尊重。

於二〇一二年五月發表

你的學生從我身上學到些什麼？

幾個星期前的教學迴診，學生報告一位罹患乳癌並且已經有轉移的中年女病人，住院前幾天家人發現她突然連簡單的找錢都算不出來，與過去精明幹練的她完全不一樣。在徵得病人與家屬的同意下，我帶著一群學生與實習醫師一起到床側檢查病人。

這位病人十分合作，她熱心地招呼學生，而對我們的問話也都對答如流，但一問到數字方面的問題，她很明顯地對計算有很大的困難。她告訴學生們說，她家裡的生意過去一直是她在主掌，不管多大的數字她也都不用計算機就可以用心算解決，但這幾天不知怎地變得非常困難。

再仔細檢查，病人除了對數字的計算有問題以外，她也同時呈現對左右方向的混淆，對不同的手指無法分辨，而且也寫不出自己想寫的東西，這是一種罕見的神經學症狀群，就大腦的功能而言，在一位慣用右手的人，這種症狀通常是發生於左側大腦頂葉產生病變的病人，因此這位病人很可能癌細胞已經轉移到大腦。

學生們都對這罕見的臨床症狀感到十分好奇，問了不少問題，而我也花了一些時間回答病人與家屬的問題，最後腦部核磁共振的影像也證實了臨床診斷。接著病人開始接受類固醇藥物以降低腦壓，並同時開始腦部放射治療。

幾天以後我在餐廳碰到病人與她的兒子時，他們很親切地與我打招呼，而病人說，「我兒子告訴我，你曾經帶了一群學生來看我，但那一天我很丟臉，簡單的算術都答錯了，現在我已經完全恢復，歡迎你再帶你的學生來看我，我要讓你們見識我的心算有多厲害。」

看她侃侃而談的模樣，相信她生病之前一定是一位非常開朗樂觀的人，然而很可惜的是，她的癌症發現時已經進入晚期，縱然已開始化療與放射治療，但已經全身擴散的癌細胞恐怕很難控制下來，因此要挽回生命的機會，也幾乎是微乎其微。

幾個星期以後，我有一位同事的母親在醫院過世，所以我抽空到醫院為病人所設的靈堂為她上香，這位同事送我走出靈堂時，突然有一位先生問我是否也可以為他母親上香。

坦白說，當時我一時並沒認出這位家屬，也沒有認出靈堂所供奉的病人較年輕時的照片。想不到上香鞠躬之後，她的兒子竟問我，「你有沒有告訴我母親，你的學生從她身上學到些什麼？」這才使我恍然大悟，這過世的病人原來就是那位癌症發生大腦轉移導致失去計算能力的病人。我在靈堂前靜靜地聆聽她兒子向親屬細說，我幾個星期前帶了一些學生看他媽媽，而讓學生有機會多學了一些腦神經學，他說，他媽媽生前也一直以自己的罕見病情，能夠幫忙醫學生而引以為傲。

這使我想起幾年前《紐約時報》有篇以「醫院裡的醫學生：病人需要參與教學」為題的社論，提到主治醫師應該要好好對病人與家屬解釋讓學生參與教學的重要，因為如果我們在醫學生的養成教育當中，不讓他們有直接照顧病人的機會，學生將永遠無法學到臨床醫學的精髓，而我們應該讓病人與家屬了解，「由於學生參與病人的照顧，所以主治醫師會更細心，因為他絕對不能讓學生學錯。」同時也一定要設法讓病人了解，「醫學教育就像是種樹，如果我們病人都只要給經驗老到的醫生看，而拒絕任何醫學生的參與，那就像是我們只要砍伐高大的老樹，卻不願意參與造林一樣。總有一天，當老樹都砍完了，但整個林場卻再也找不到建屋造橋的好木頭。同樣地，如果我們社會大眾都不願意讓醫學生參與他們的照顧，等到這些有經驗的醫生都凋零時，我們以及我們的兒女生病時，就再也找不到有經驗的醫生來照顧。」

這使我不覺想到，我能夠當醫生是一種福氣，因為我可以幫忙病人，我能夠教書也是一種福氣，因為我可以幫忙我的學生成為更好的醫師，而我是多麼的有福氣，可以身兼兩者，而又能夠碰上這種熱心參與醫學教育的病人與家屬。但願這位病人死後有知，也會因為我與學生對她的感激而感到欣慰。

於二〇一二年八月發表

與醫界新血的對話

幾天前與五年級醫學生定期的「醫學人文討論會」裡，學生建議這次的討論不要像往常一樣，由他們提出困擾他們的臨床個案做討論，他們希望這次可以用整個醫療大環境的問題來做討論。接著每位學生都提出他們所關心將來會影響醫療的各種問題。

我一方面很高興看到學生們多元的觀察與思考，但另一方面我的心卻一直往下沉，如果我們醫界的新血都對前途這麼悲觀，台灣將來的醫療怎麼辦？這些才剛進入臨床不到一年的醫學生提出以下的問題：

一、健保以有限的資源包山包海，造成普遍醫療品質非但沒有提高反而下降，而且因為給付的不合理嚴重影響醫療團隊的士氣，也造成今天台灣風險較大或工作壓力與報酬不成比例的專科，已經開始發生嚴重的人力不足。

二、病人與家屬對醫療團隊的不信任與不尊重專業，甚至有粗暴言行、媒體對醫界偏於負面報導，助長社會的仇醫心態，以及醫療過失以刑事論處與法院判決的天價金額賠償。

三、大部分的醫學院教育並不注重一般醫學（如家醫科）、門診經驗以及社區醫學，而企業化的醫院經營以及注重高科技的檢查，也與學校所強調的問診與身體診察大相逕庭，導致習醫者的混淆。

聽著這些年輕人面露憂容的陳述，有些是來自過去一年在醫院親身體驗到的，有些是看到或聽到老師、學長、學姊所遭受到的挫折，我忍不住告訴他們，一位今年畢業的醫學生告訴我，「老師，七年前許多同學都非常羨慕我考上醫學系，但現在他們都非常同情我。」這些話使我深受震撼而寫了一篇以〈拯救台灣醫療，人人有責〉為題的文章，刊於二〇一二年八月五日的《自由時報》。

我與他們分享我所表達的隱憂，「如果繼續這樣下去，有能力有愛心的年輕人將不再以行醫為志業，到那時候最大的輸家是誰？」以及我的呼籲，「希望社會大眾在醫療還未掉到谷底之前，能夠體會『拯救台灣醫療，人人有責』，一起同心協力找回醫病之間的相互尊重與信任。」

幾天後我接到一位當天參加討論的同學一封信，「……雖然我原本並沒有抱持著太多的想法和期待，而悲觀地覺得我們的討論應該不會有什麼建設性的結論，只是單純想要呻吟一下這個我們無法解決的現況，然後聽聽老師們的想法（或者是期待被認同）。但因為那天的討論，我才知道原來老師曾經在這個領域做了這麼大的努力，也才知道這一切並不是如我單純想像，只要大老跳出來大聲疾呼就可以改變的，也才知道我們必須要認清現實，但卻不能因此而灰心喪志。就像老師那天跟我們講的，或許我們每個『個人』的力量都很小，但不能因此就覺得自己什麼都無法改變，只能被動地接受這一切。我們應盡可能地多做一些思考，然後把自己的想法表達出來，再慢慢地去影響自己身邊的人，說不定就能夠發揮小小的影響力。我想，那天的討論就會達到了這樣的目的吧。會寫這封信，只是單純地想要讓老師知道那天的討論，讓我覺得很inspiring，也用這封信讓自己記住這樣的感覺。」

這封信潤溼了我的眼角，我忍不住邀他與我祕書約個時間談話。想不到他來訪的當天，早上剛好我有門診，所以在談話中我提及，早上看了一位我照顧多年的癲癇智障病人，她的阿嬤第一次陪她媽媽一起來，她告訴我，她一直希望能有機會當面向我道謝，她誠懇的眼神與所說的話語，竟使我到現在還覺得自己選擇醫生這條路是很棒的決定。

我說，「也許你會笑我行醫四十多年了，怎麼還會因為這種應該是醫生『司空見慣』的事而興奮，但我要告訴你的就是，儘管我們要忍受許多醫療上所遭遇到的無奈，但是如果你能夠把這職業帶來的『成就感』在自己的心裡放大，並且把工作所遭逢的『挫折感』在心裡縮小，這種『相對價值』的調整就會讓我樂此不疲，並且繼續深信做醫生是一個很有福氣的好職業。」

看著學生走出我辦公室的笑臉，我又感到一種說不出的「成就感」。

於二〇一二年九月發表

令我由衷佩服的學生

前天應邀回慈濟大學醫學院做一場院週會的演講。自從二〇〇一年離開慈濟大學，搬回台北就近照顧當時已九十四歲高齡的老父以後，漸漸無法兼顧當初答應慈濟的教學工作。這次回到花蓮看到睽違多年的老同事備感親切，然而最令我感動的是見到了一位醫學系七年級來自水璉的原住民同學，而由他口中又使我回到十四年前由美返台參與當時的「慈濟醫學暨人文學院」的回憶。

這位同學告訴我，他初次見識到慈濟的醫學生是他國小四年級時，有一群慈濟的醫學生每個週末都到他的家鄉帶他們念書，而且有時還帶他們到花蓮，參觀慈濟的校園，並讓他們到學校的圖書館看書，而大開眼界。他記得這些大哥哥大姊姊持續關懷他們全鄉的老少居民有四年之久，而給他留下很深的印象。我傾聽他在慈濟醫學院的適應情形，看他滿意、感恩的眼神，我不覺進入時光隧道，回到了當年與這些學生社團結緣的日子。

記得那是一九九八年，我到慈濟醫學院的第一年。當時醫學系還沒有畢業生，最高年級是五年級。在本書另一篇〈培養醫學生的服務精神〉提過，有一個週末我與慈濟醫學系學生參加「人醫會」，到新竹縣尖石鄉的義診活動。回來的車上許多學生都因為能有機會「服務別人」而備感興奮。想不到一位五年級的同學，突然間冒出幾句話，給大家的興頭潑了一大盆冷水。

她說，「我們一年才去一天的這種活動應該算是『擾民』，而不是你們所認為的『服務』。我相信住在當地的居民真正有急病需要找人照顧時，他們根本沒有就近的醫師可以幫忙，而這才是他們的問題。」

突然間這些剛才還興高采烈的一群低年級醫學生就像洩了氣的皮球，低頭沉默不語。我深知這位學姊的話是千真萬確，但我看到這些學弟妹的表情也實在於心不忍。於是我問這位學姊，她能否提出解決這問題的高見，她說她要好好與他們同班同學商量，希望找出能持續關懷弱勢族群的辦法。

之後她與班上另外兩位男生一起來找我，她說他們幾位班上同學找到了花蓮縣壽豐鄉海濱的水璉村，當地原住民為多，但年輕力壯的大多在大都市謀生，寄錢回來給留在家鄉的父母與子女，而小孩子因為與只會日語與原住民語的祖父母無法溝通，而無人督導，以致學校課業成績普遍都有問題，而老人家也都缺乏醫療方面的照顧，所以醫學生們提出，如果他們可以成立一個社團，「認養」這個人口只有幾百人，離花蓮市區不是太遠的小地方，每個週末或假日他們都可以去水璉，低年級的同學可以幫小孩子們補習學校的功課，而高年級的同學可以從事衛教，如此他們就有可能在這定點持續地服務這些弱勢分子。

在校方與同學幾次的商討之後，他們就成立了「社區健康服務隊」，簡稱「社健隊」，而與我一起回國，在慈濟公衛系任教的內人，也成了社團的指導老師，就這樣子，我們開始了這個純粹由學生自發自動組成的持續關懷社區的社團。我們倆週末有空就到水璉參訪，親睹同學們與老少鄉民的互動感動了我們，而在每次開車來回的途中，心中都有說不出的以學生為榮之感。

但一直到今天，我才終於有機會透過這位曾經受到當年醫學生照顧過的原住民小朋友，了解慈濟醫學系學生對他的影響，證明了「持續的關懷才是最有效的服務」。他說，透過這些大姊姊大哥哥，他才知道如果好好用功，將來才有可能上大學，甚至，還有可能上慈濟醫學院成為一名醫生。

看著他充滿希望與感激的眼神，我多麼希望我可以親口告訴當年發起「社健隊」的同學們，「我由衷地佩服你們這些有心的學生，因為從你們的身上，我學到了要辦好醫學教育，我們應該要能發現學生的潛能，而及時地給予必要的扶持。」

這次我為了學生週會演講選擇的主題是「醫療志業的意義、熱情與希望」，卻想不到自己因與這位醫學生的邂逅，使我想起這些令我由衷佩服的學生，而發現到醫學教育更多的意義、熱情與希望。

於二〇一二年十一月發表

使醫學生繼續保持熱情的大環境

最近這三個星期，我有機會到兩所醫學院與不同年級的醫學生上課，心中有所感慨。

對一百多位醫學系一年級學生，我由醫學生的選擇、課程的安排以及台灣醫療大環境面臨的考驗等等暢談「我對醫學教育的期望」。我尤其注重如何以醫學人文貫穿所有年級的醫學教育，以期待醫學生不只學到知識、技術，更重要的是學到態度。最後我引用了最近在國外醫學教育會議裡聽到的一段發人深省的話：行醫可以有三種看法：一個是把看病純粹當作「職業」（job），透過它可以賺錢，而賺的錢可以做自己想要做的事；另外是把看病當作「生涯」（career），透過它可以得到好的名聲、提高社經地位，有名有利，而出人頭地；第三種是把看病當作一種「呼召」（calling），透過它可以有機會改變這個世界，而從中找到自己的價值以及所做的事之意義與重要性。

當你從每天的工作裡面發現「職業」與「生涯」的成分愈來愈少，而「召喚」的成分愈來愈多時，你就不容易感覺到疲累，就不會因為工作而「耗竭」（burn out）。我勉勵他們時時刻刻謹記在心，以此自勉。

課後學生給我的回饋使我深深感受到，這些剛踏入醫學之門的學子對他們的前途充滿希望與理想。

另一場是我與另外一所大學醫學系六年級全班五十幾位同學談醫學倫理。我選擇以「如何在台灣找回醫病之間的尊重與互信」為題，由我先談台灣醫病關係的特質與問題以及這幾年來的演變，而後我請同學們與我分享他們對醫病關係的看法，結果學生紛紛發表他們的看法，我將之歸納為以下三方面：

一、醫生：「現在資訊流通方便，但很多醫生因此忽略了溝通，而且沒有耐心，這種吝於給病人時間與耐心的態度帶給病人更多的焦慮與疑惑，將來我當醫生一定會注意這一點。」「醫界不夠團結，有些高高在上的大老與醫學生的想法有很大的差距，但是沒有人在這方面努力減少我們之間的誤會，換句話說，台灣今天醫界需要有共識，需要對生命的意義、價值能有更好的溝通。」

二、社會、大眾、制度：「很多病人盲目地崇拜醫生，而醫生也過分地要求，再加上媒體變相地扭曲，以及健保單一保險造成很多醫病之間不必要的誤會與問題；同時我也注意到台灣南北與城鄉之間對醫病關係也有顯著不一樣，這也是我們教育普及但仍然忽略的一環。事實上，全民知識的提高並沒有促成醫病關係的改善，有時反倒造成更多的誤會。」「我今天看了一位病人在急診處，家人沒有辦法陪在身旁，結果病人大鬧，自己要拔靜脈注射管，理由是沒有人來看他，沒有人替他做什麼，像這種急診處有時的遭遇並不是醫護人員應該負責任的，病患的家人也應該要有責任。」「急診處有不少的精神科病人與醉漢，有時候對待醫護人員，讓我們深深覺得很沒有尊嚴，也有員工因而被打，但是醫院都不會替我們站出來，我們不是希望醫院去告病人，但是醫院應該能夠主動提出保護醫護人員的辦法，這樣才能夠維持我們的士氣。」

三、醫學生：「我們醫學生對老師、病人對醫生，事實上也有許多行為需要自重。我們批評病人『不拿白不拿』，但是醫學生要請病假去看病拿證明時，有學生又要用健保，又要求以學生身分再打折扣，這些事情我看在眼裡，深深覺得我們因為是醫學生，對自己應該要有比一般人更高的自我要求，將來當醫生時，才有資格要求病人自重。」

這些已經接觸病人一年多的醫學生所表現的觀察與自省能力，使我深感欣慰，最後我鼓勵他們多從身邊的典範學習，努力找回醫病之間的尊重與互信。

每次與醫學生上課、談話，我都會感到悸動，因為看到他們抱著希望走上行醫之道，學習了專業的知識、技巧與態度，但學校與醫療大環境能否讓他們繼續保持熱情與理想，使他們將來獨立照顧病人時，還能夠秉持原則，做醫師應該做的事？這才真是台灣醫療與醫學教育刻不容緩的重要工作。

於二〇一三年二月發表

床邊教學記趣

幾天前在某大學醫院做例行的教學迴診時，學生們報告一位六十歲的男性病人在一年半前開始覺得頸部無力，說話鼻音愈來愈重，而後因為呼吸困難送到急診處，經過插管、呼吸器，幾天後才慢慢康復。

這病人有一個特點就是非常不喜歡看病吃藥，醫生也拿他沒辦法，後來因為再度呼吸困難送到急診處時，一位內科醫師以為他有氣喘病，給了類固醇，結果症狀大有改善，但病人後來又不按時回去看醫師，也不吃藥，出入醫院多次，最後才到這大學醫院的急診處，經過神經科醫師的會診，才確診是「重症肌無力症」。

我及時地利用這機會與同學們討論了幾個重要議題：

一、疾病怎麼診斷？

由於「重症肌無力症」並不是常見的病，所以一般醫師很少在第一時間就想到這種病，而偏偏這病人在某醫院的急診處，因為醫師以為他的呼吸困難是氣喘病，而使用類固醇治療，居然奏效，而從此「氣喘病」就成了他的診斷。想不到的是，類固醇也剛好是重症肌無力的良方，所以正確的診斷竟因此拖延了一年多。由此個案，學生有機會領會到戒慎用藥，醫師絕對要在診斷確定後才可放心下藥，千萬不能以病人對治療的反應做為診斷的唯一憑據。

二、這病人為什麼不肯按時吃藥？

「重症肌無力症」是一種慢性病，所以「遵照醫囑」是非常重要的。學生告訴我，這位病人是大學畢業，好像是主修科學方面的，但不了解為什麼他就是不肯按時吃藥。

當我們在病房與他見面時，他告訴我們，住院的這一星期以來對自己的病情有更多的了解，他說他有胸腺瘤，即將接受開刀，但他也知道，這種病只開刀不吃藥就能控制的機會是非常小。接著我問他，過去為什麼按時吃藥對他有那麼大的困難，他坦率地指出，過去之所以停藥，是因為醫師從來沒有解釋這是什麼病以及吃藥有什麼好處，也因此他對醫師沒有信心，同時他也注意到吃不吃藥好像對時好時壞的症狀也沒有兩樣。接著我們談到一些沒有藥可以治療的絕症以及副作用嚴重的癌症化療，讓他有感而發地說，比起這些病人，自己還算是幸運得多。話鋒一轉，他說，他愈來愈了解這個病，相信往後自己一定會按時服藥以及定期回來就診。

三、醫者應有的謙沖誠懇：

我同時注意到，有些同學對這種「非常明顯的重症肌無力症」居然會拖這麼久才做出診斷，感到「不可理喻」。事實上這種反應是我在國內外大學醫院教學時，常常觀察到的白色巨塔的驕矜，而我也不忘利用這機會提醒他們，當我們批評過去的醫師沒有做出診斷時，應該要自問，如果我們有機會在那階段看到這病人時，難道我們就能夠診斷出來嗎？

疾病初期往往症狀徵候都不太明顯，而我們要學習的不只是病的診斷，更重要的是我們的行醫態度。

醫師應該要能好好詢問病史，做好身體診察，而一旦無法做出確切診斷時，應該要謹慎考量所有可能，而後選擇進一步的檢查以確定診斷。同時我也利用這機會告訴同學，當我們看不懂病人得的是什麼病時，千萬不可隨便下診斷，一定要坦白與病人分享我們的看法與建議。否則一旦病人對你失去信心，日後病情更加嚴重時不會再回來看你，而你也喪失了讓自己學習進步的機會。

回來的路上，心想今天因為這個個案的教學，使我享受到教學的樂趣，而一種「回來台灣就是要做這種事」的喜悅油然而生。不覺想到台灣目前大型教學醫院的主治醫師天天忙於研究、看病，有多少老師還有餘力在病人床邊教導學生時，兼顧良醫所需要的「知識」、「技術」與「態度」。也使我深思台灣應該多多鼓勵像我們這種不再承受升等、業績、行政壓力的老醫生，積極加入臨床床邊教學。

同時，台灣的醫學教育也急需徹底地改變，要有合理的制度鼓勵教學型的臨床醫師，不然台灣空有全國最聰明的人才選擇習醫，但我們卻無法調教出能夠照顧病人的良醫。

於二〇一三年五月發表

這病人是裝病的嗎？

學生在教學迴診報告提到一位十四歲的男孩，一年以來幾乎每天早晨醒來都會兩腳無力，最近幾個月居然連手也沒有力氣，要醒來幾個小時後才慢慢恢復正常，因而不得不輟學。學生在報告病史時，其他同學面部表情看得出他們似乎都已經有答案，所以我就停下來問學生，「你們認為這是什麼病？」果然學生用一種輕蔑的口氣說，「當然這是不喜歡上課最好的藉口。」我就問學生，「你的意思是他裝病嗎？你根據什麼認為他是裝病？」

學生陸陸續續提出各種說法，但沒有人真正能夠提出這病人在學校與同學相處、功課壓力、或在家裡與父母的關係有問題的證據。最後大家也都承認，我們不能因為簡單的幾句病史報告，聽來不像是自己所熟知的神經學器官性疾病，就武斷地以為是「心因性」，這是一種危險的直覺。

接下來，報告的同學指出，到了下午一切都恢復正常時，所有的神經學檢查，包括肌腱反射、感覺與運動系統也都沒有異常，而後來所做的實驗室檢查，包括腦部核磁共振、肌電圖等也都是正常。於是我就與學生一起到病房看這病人。

他給我們的第一個印象是他對這麼多學生來看他很不高興，同時也看不出他對自己的病情有多大的焦慮，這種態度更容易讓大家覺得這很可能是心理而非生理的問題。

接著，我就利用病人早上還雙腿無力的機會，讓學生看看我如何做神經學檢查，特別是一些我們只在臨床上懷疑是心理作用引起問題的時候，神經科醫師才會在檢查肌力或感覺系統所使用的一些訣竅。

同時我也利用這機會與同學討論，當一位病人運動與感覺障礙發生在同一側或不同側時，如何定位神經系統病變的一些基本原則，這種神經解剖學與臨床神經學的配合，也引發學生的興趣。

最後我與病人進一步討論他對自己病情的看法，他認為過去許多醫生都一口咬定這是心理作用，而不曾好好檢查他，使他感到非常沮喪與憤怒，而這時我們也看得出他的態度與我們剛開始時所看到的一副漠不關心，判若兩人。從醫學生的表情，也看得出他們因為親眼見證醫者的仔細檢查及關心，會使病人產生一種信任感，而後才會道出他們的心聲。

走出病房之前，憂容滿面的母親再三表示，她多麼希望我們可以早日找出病因，開始有效的治療，因為她實在不忍心看著小孩子一直都被懷疑不願意上學。她深信孩子是無辜的，而且過去幾個月看了兒童精神科，也一直沒有進展。

我們走回討論室，我利用這機會告訴學生們，哥倫比亞大學醫學院內科教授麗塔・霞瓏（Rita Charon）在二〇〇〇年所提出的「Narrative Medicine」（敘事醫學）的精神。她鼓勵醫學生與醫生利用專注傾聽病人的問題，以深入了解病人的感受，而後用心地敘述病史，這樣才會引導醫者設身處地為病人著想，從而建立親切的關係。

今天利用這個案例，我一方面能夠與同學討論「知識」，包括診斷心因性問題、解釋不正常神經徵兆、以及如何利用解剖學與臨床神經學來推斷病人的病灶；同時我也幫忙學生學到「技巧」，讓同學們學習如何做精確的神經學身體診察，特別是當病人可能是心因性問題時所需要加做的檢查。

最後我也給同學們上了一堂與「態度」有關的課，那就是我們絕對不能草率地遽下「裝病」的診斷，這種診斷一定要非常小心，醫生、醫學生一定要謙虛為懷，縱然所有的檢查都正常，也絕不能斷言病人沒病，我們一定要深思為什麼病人會產生這種心因性的問題，而絕不能因為自己看不懂，或從來沒有看過，就認為病人的症狀不可能是真的。

最後我與同學分享我在美國受訓時，老師曾經用一個卡通告誡我們，這是一個病人的墓碑上寫的幾個字，「醫生，我告訴過你我有病，但你一直不相信。」我希望我的學生會記得這故事，將來當他們看到一位他們以為不是真的生病的病人時，會想起這故事而自我警惕。

於二〇一三年六月發表

傾聽學習照護病人的醫學生

這幾年一直在思考，我們每年看著一批又一批的年輕醫學生，在沒有心理準備之下冒然走進醫院，而第一次接觸到生老病死的震撼都有說不出的感受，但過不了多久，就漸漸司空見慣而失去那份悸動。

但是，如果我們有機會能夠在他們剛踏入臨床醫學殿堂時，了解他們所關心、困擾的是什麼，而有機會及時與他們討論、開導，讓他們除了在學識經驗的成長與心理適應的成熟互相配合之外，同時繼續呵護這份對人關懷的愛心，那麼學生隨著年級的增長，一方面學會冷靜地處理病人的醫療問題，另一方面仍然能夠保留那份敏感度，了解病人的需要，而給予幫忙，那將是多美的醫學教育情境。

於是將這幾年來醫學人文團隊與某醫學院五年級醫學生定期開會時學生所提出的問題做一番整理，幾天前在醫院的晨會報告，引起熱烈的討論。

事後我才想到，過去我用心在各種不同的場合，鼓勵社會大眾在自己或家屬生病而住進教學醫院時，能夠接受醫學生參加照護，而讓他們有機會從實作中獲取經驗，成為有能力有愛心幫忙病人的好醫師。

如果我能夠將這些資料與讀者分享，讓社會大眾能更了解這些醫學生是多麼誠懇、好學、體貼，也許也可以讓大家更放心地讓學生參與你們的照護工作。以下容我舉出幾個學生所問的問題：

「病人癌末住院，醫療團隊已經沒有辦法再給予病人什麼有效的治療，這與病人及家屬對於病人此次住院的期待有所落差，以致於病人及家屬不太想理會除了主治醫師以外的其他團隊成員，身為團隊成員的醫學生，我們該怎麼幫忙病人與家屬？」

「我們會很想要在做完詢問病史與身體診察之後跟病人說謝謝，因為他們給予我們學習的機會。但這樣的行為對病人來說，會不會覺得奇怪？會不會加深他們是學習教材的感覺？有位病人跟我們提過，即使是第一次做身體診察也要表現出熟練的感覺，即使害怕也不要顯現，不然病人心裡會更不好過。我們應該如何去平衡我們心裡的感受與外在的表現？」

「在訓練過程中，我們做的事情對病人來說可能是重複的。例如同一位病人，很可能要接受兩次的病史詢問以及身體診察，一次由住院醫師做，一次由我們做。但當這一項醫療行為會讓病人難受時（例如觸診一位腹部嚴重疼痛的病患），我們該不該再重複做一次這樣的行為？對我們來說，再評估一次的意義比較多在於教育，而非照護病人的需要。我們該如何去平衡醫學教育的重要與對病人造成的困擾？」

「我們有時候很難真正完全對病人所承受的痛苦產生同理心，但又常會因為自己只是個醫學生，還無法真的幫忙病人，深感無力而替病人難過。對病人的病痛太過敏感，反而造成自己情緒的過度起伏，或者情緒太過抽離，反而對病人的痛苦無法感受，在這兩者間，我們該如何調適取得平衡？」

「病情嚴重時，究竟要不要讓病人本人知道？如果家屬反對該怎麼辦？」

「詢問病史時，家屬問『這病會不會好？』該怎麼辦？」

「當病人懷抱著希望來到醫院尋求解答，但是診斷結果並不美好；這時候醫師要如何告知病人、以及安撫家屬？」

「醫師到底能不能在病人面前流淚？」

「病人主要診斷為乳癌，現已全身多處轉移，已經簽署『不施行心肺復甦術』，醫療團隊跟病人討論，將會請緩和醫療醫師來共同照顧她，但病人認為醫師想要放棄她，有著極大的不安全感。我們應該怎麼辦？」

我多麼希望社會大眾有機會親眼看到學生提出問題時的眼神，感受到他們想要知道怎樣做個好醫師的誠懇，相信這會使民眾更放心也更樂意在自己生病時，容許醫學生參加照護，將來我們的孩子、孫子生病時，才有好醫師可以照顧他們。

讓醫學生能夠在學習知識、技術之餘，仍然保留赤子之心的關懷態度，應該是熱心醫學教育者責無旁貸的天職。

於二〇一三年九月發表

醫師兼教師的福氣

前幾天，一位十幾年前還是醫學系二年級學生時就認識的醫師前來找我，與他共進晚餐的談話，使我幾個月來為了堅持醫學教育品質而遭遇到的挫折感一掃而光。

這次的會面最使我感到欣慰的，是這位現在已經是某大學醫院的主治醫師與我分享他由教學得到的成就感。他說，他非常感謝自己在住院醫師時期，曾受到幾位臨床老師的用心指導，而今他要努力傳承下去，所以他在沒有任何醫院的鼓勵或壓力下，主動地邀請有心想學好臨床醫學基本功的學生來與他學習。他利用週末或晚上時間與學生們談如何與病人溝通、如何詢問病史、如何做正確的身體診察，而不是時下三言兩語的問診，沒有聽診、觸診或叩診，就開了一大堆高科技檢查的看病方式。

這位主治醫師告訴我，他的學生常會因為學到一些其他老師並沒有教他們的

「功夫」，而興奮溢於言表，帶給了他莫大的「教學之樂」。他告訴我一些他與學生的互動，回去之後，又寄給我一些他的學生在臉書寫出他們對他的正向回饋。

我讀著這些「學生的學生」對「學生」的回應，忍不住想起當天他與我分享他教學生的興奮眼神，彷彿看到了當年自己在台大醫院當總住院醫師及第一年主治醫師時初為人師的模樣。雖然我後來到美國時，因為他們並不承認台灣畢業後的住院醫師訓練，所以我又重新再從第一年住院醫師做起，但我對教學的興趣並沒有因為我的地位而改變，而美國的臨床醫學教育制度，事實上也非常鼓勵住院醫師教醫學生的風氣，所以這樣算來，我已經「享受」了這種「醫師兼教師」的「好為人師」的工作已有四十年之久。

而這其間我也從學生的回饋，得到許多的鼓勵，偶爾也會有熱心的學生與我分享他的病人因為他做對了某些事而感激他的故事，這些在在都使我興奮不已。但說實話回台以來，這還是第一遭有機會聽到一位自己認識多年的學生與我分享他教學的樂趣，心中實有說不出的感動。

這使我想起二十幾年前自己還定居在美國時的一段往事。當時一位過去訓練過的住院醫師邀我到他所服務的醫院演講，事後他邀我去看他專用的診間，發現他將我的照片掛在那兒。他很感性地告訴我，每當他的病人對他稱謝時，他總會指著我的照片告訴病人，「你也應該謝謝我的老師，他教對了我應該學的功夫。」

我還記得當天回家的路上，我在寫給父親的家書中提到這件令我感動的事，我告訴他老人家，我聽到這位學生說這段話時的第一個反應竟然是，「我多麼希望這位醫師是台灣的醫師，而他所照顧的病人是台灣的病人。」想不到我終於在回台十幾年之後，如願以償地聽到一位自己教過的台灣醫師，告訴我他教台灣醫學生的故事。

也因為看到這位年輕主治醫師由教學得到的成就感，使我深感醫學教育必須堅持原則，做對的事。因為如果老師說的是一套，但做的卻是另一套時，學生們看在眼裡，就無從產生感動，進而沒有機會學習抗拒不合理的壓力與誘惑，而這一點，也正是我們今天在台灣所面臨的醫學教育困境。

回國十五年來，很遺憾地，我看到不少為醫學教育付出的老師，後來因為他們所處的大環境使其無法貫徹其原則，而不得不做出一些自己也認為不對的事，繼而導致學生們無法達到老師希望他們能達到的目標。

醫學教育裡，我們常說一句話：「做你所教的」（practice what you preach），因為學生是看你所做的，而不是聽你所說的，做醫學生的老師，就是不只要注意「言教」，更需要「身教」。

醫師「doctor」這個英文字是來自拉丁文docere，意思是「教」。能身兼「醫師」與「教師」的臨床老師，就有這份福氣，又能教好我們的病人，讓他們了解他們得的是什麼病，為什麼需要按時吃藥或開刀；又能教好我們的醫學生，使他們學會怎樣做好醫師，照顧好更多的病人。

於二〇一三年十一月發表

如何教得出下一代的好醫生？

今天一位在醫界深受尊敬的老醫師打電話給我，傾談他最近所看到的台灣醫療困境。

他指出，最近一位友人非常感激在某大學醫院獲得正確的診斷及有效的治療，但他卻注意到友人接受到許多不必要，且重複的昂貴高科技檢查，而擔心病人因此遭到沒必要的檢查可能帶來的風險。同時我們也擔心目前的健保給付制度，支付醫師門診費遠低於國外標準，導致醫師不願多花時間詢問病史、做好身體診察，相對地，因為健保對各種檢查費用缺乏合理管制，導致醫院競相採購新進儀器的「軍備競賽」，而有些醫院甚至以企業導向、成本效益的考量，增加門診病人服務量，誤導民眾迷失於高科技檢查、鼓勵醫師多做不必要的高科技檢查，許多醫院上下全力「衝業績」，爭食健保總額這塊大餅。這些積非成是的各種醫療亂象看在醫學生與年輕醫師的眼中，所產生的負面效應更是我們關心台灣醫療品質與醫學教育者最大的隱憂。

我們不覺自問，如果我們繼續這樣縱容醫療機構濫用高科技檢查，而健保繼續包山包海地付出昂貴但「不必要」或「風險不如好處」的檢查，健保又能再支撐多久？而更重要的是我們的民眾真的得到更好的照顧嗎？可怕的是，社會大眾受到各種媒體的誤導而迷失於高科技檢查，而忽視了醫療上的「需要性」以及「可能傷害」，而這種要求多做檢查的態度也構成醫療團隊的嚴重困擾。

誠如這位醫界大老所說的，醫師惟有透過用心地詢問病史以及身體診察，才能贏得病人的信任，但令人扼腕的是，要勸病人不做醫師認為不需要的高科技檢查，常是吃力不討好的事，因為「做對的事」卻遠比兩、三分鐘就安排病人接受高科技檢查所得到的病人滿意度來得低。

最近由於醫療資訊氾濫，使得病人或家屬在一知半解之下，對自己的診斷治療已有其先入為主的看法，而又透過媒體聳人聽聞的醫療報導，使得群眾對醫療界越來越不信任，甚至形成仇醫心態，並且愈來愈多的病人動不動就質疑醫生所做的診斷與處理。如果社會大眾能夠體恤醫者已盡力而為，不以成敗論英雄，而能接受有時難免不如人意的醫療結果，這樣也才能化解目前醫院與醫師做一大堆不必要的檢查，以防萬一的「防衛性醫療」，而更致命的是整個醫療教育體系，自古以來醫學生與年輕醫師受訓時代都一直處於不被尊重的環境，而這樣的養成教育又如何冀望他們將來能夠尊重病人？

其實醫院經營、健保給付制度、社會大眾的就醫態度以及其他醫院與醫界的問題，事實上是環環相扣錯綜複雜。最後，我們兩人的結論是，如果我們繼續這樣下去，我們年輕的醫學生、醫師都在這種大環境下，只看到「大家都這麼做」，那我們將無法為台灣教出下一代的好醫生。我們常說，對學生真正有影響的不是聽到的「老師怎麼說」，而是他們看到的「老師怎麼做」。我們誠懇地提出諍言，希望台灣能夠全面地在各方面一起動起來：

一、健保給付應該考慮以醫療成效決定給付標準（value-based payment），而拒絕支付沒有醫療必要或效益的檢查與治療，並合理調高醫師診察費。

二、醫院徹底改變鼓勵醫療團隊多做檢查的政策，並不再加諸醫師不合常理的兩、三分鐘看病的門診負荷量。

三、社會大眾應該尊重醫者的專業知識判斷，而能在醫病互信的基礎之下，讓醫者可以達到白袍所賦予醫者的使命與專業尊嚴，並且能享受「做應該做的事」的成就感。

四、醫者應該要有「君子有所不為」的情操，不因為周遭的壓力而多開不必要的藥、多做不必要的檢查，並且各教學醫院應該鼓勵這種良師的培育制度。

五、醫學教育要徹底改變醫療界缺乏尊重別人的風氣，才有可能培育出會尊重病人的好醫師。

唯有大家都能揚棄自我立場（me, me, me的心態），以宏觀的思惟徹底改變大環境，台灣的醫療才會有轉機，我們也才有機會為台灣教出下一代的好醫生。

於二〇一四年四月發表

床邊教學的教與學

最近在某大學醫院的床邊教學，與醫學生們一起看了一位快六十歲的女性病人，五個月來逐漸注意到她步伐不穩、口齒不清。她在發病後約三個月時，曾經因為嘔吐，而到某醫學中心就診，出院時被告知是「小腦中風」。但後來因為症狀繼續惡化，而住進這家大學醫院。因發現她有非常高的抗甲狀腺抗體，而懷疑是一種罕見的自體免疫引起的小腦退化。在她接受血漿置換術治療一段時間後，病情漸漸有起色。

我們討論以後，就一起到病房看這病人，並在學生面前做了些我認為對這病人的診斷上很重要的病史詢問與神經學檢查。回到討論室，我突然想到自己平時在病房教學時，總是一廂情願地想著要利用病人的獨特問題，來教學生更多的知識或身體診察的技術，但從來沒有主動問過學生，他們到底從我的教學中學到些什麼。於是我一改常態，不再做更進一步的「教」，而是停下腳步，要求每位學生告訴我，他們今天「學」到些什麼。

他們的回答帶給我不少教學心得：

一、由觀察我的身體診察的技巧，使他們學到一些神經學的檢查方法，特別是檢查病人的位置感以及肌肉張力的方法，並有機會可以看到小腦疾病所帶來的臨床徵候。

二、學到如何應用病史、徵候與實驗室檢查結果進行鑑別診斷的臨床推理。

三、學到如何應用隨身攜帶的電腦，利用這病人獨特的病史、症狀與臨床徵候等關鍵字的結合，迅速找到幫忙病人的診斷與治療的醫學資料。

但我很遺憾地發現，學生們似乎並沒有注意到我今天特別希望他們學到的地方，於是我提醒他們以下兩點：

一、在我們進入病房之前，我曾經問同學們，最先診斷這病人有小腦中風的外院醫師，可曾有機會知道他當時所做的診斷是錯誤的？因為中風大部分都是突然急性發生，很少是慢慢惡化，而後來在大學醫院的檢查也證明這病人並沒有中風的問題。

二、有沒有人注意到我在離開病房之前，問了病人什麼話，而病人的回答是什麼？

我誠懇地對這些學生說，我固然很欣慰他們已用心學到一些重要的臨床知識與技巧，但我也希望他們能學到正確的行醫態度。當我們發現別的醫師誤診時，一定要自我警惕，這也有可能會發生在自己身上，而最可怕的是，我們醫師往往沒有機會知道自己的錯誤，因為還會回來繼續就診的病人，往往是我們做對了診斷與治療而感激我們的病人，至於診斷錯誤或治療無效的個案往往另尋高明，很少回來指出醫師的錯誤。所以我利用這機會，提醒這些初披白袍的學生們，醫師這職業很容易只看到自己做對的，而慢慢失去謙沖。

接著我也提醒他們，當病人回答我最後所問的問題，「這病帶給妳最大的痛苦是什麼？」她的回答：「醫生，我最感到不方便的是，我連上廁所這種基本的，又個人極其隱私的事，都因為步伐不穩而需要別人的幫忙，這是我最感到痛心的地方。希望有一天，你們的治療，可以讓我自己上廁所。」

將心比心，我相信每個人都會了解她這句話背後所隱藏的無奈，但我們也不得不承認，她的回答是我們始料未及的，這也證明了我們缺乏「同理心」。很遺憾的是，目前的醫療，在高科技的引導下，醫師們愈來愈只看到「病」，而看不到「病人」，無法了解病人的「痛苦」。

突然間，感到老師的「教」與學生的「學」有時竟有這麼大的差距。看著學生若有所悟點頭的那一剎那，我有種說不出的「成就感」，也更深信臨床醫學的指導在課堂上的講解，實在遠不如帶著學生在病人床邊直接看病來得重要。

回想自己從醫學院畢業開始照顧病人也已經有四十五年，我曾經有老師在繁重的工作下，還熱心傳授他們對病情的分析、診斷、治療的「言教」以及對病人細心照顧的「身教」，給我留下很深的印象，而促成了我今天仍樂此不疲的床邊教學。希望有些學生將來也能夠承先啟後，為台灣繼續教出更多的好醫師。

於二〇一四年六月發表

醫護之間的相互包容與尊重

最近全國護理人力不足，因為問題嚴重，使得一些醫院不得不減縮住院病床，以維護病人照護上的安全。

這現象的主因固然是因為護理工作的辛苦，或是收入與勞力付出的不成比例，以致於護理人才寧可從事與護理無關的較輕鬆行業，或選擇離職回家相夫教子，但我始終認為台灣護理專業人才未能在職場上感受到其專業應當享有的尊重是最大的癥結，導致台灣「護理人力之『工作壽命』（working life）在國際護理圈是敬陪末座，平均僅有七年，然而護理教育制度以五專畢業生為主幹的台灣護理人力，每年進入職場的人數，卻是畢業生人數的十分之一不到」的嚴重後果。

無可諱言地，由於醫護工作性質的差異，醫師在知識與技術方面，對病人的診斷與治療扮演著較護理人員更為重要的角色，但是，我們也需要正視一件事實：在醫院裡，一般說來，護理人員花在床邊照護病人以及與病人及家屬相處的時間都比醫師要來得長，病人與家屬也比較有機會與護理人員談論他們對醫療的困惑與疑難，以及宣洩他們感情方面的問題，而這些都有可能是影響醫療成效的重要訊息。同時護理人員也可以幫忙病人與家屬解釋醫師所做的診斷與治療，以及協助他們做困難的抉擇。

更值得一提的是，當住院病人有突發狀況急需幫忙時，第一線即能趕到病人身旁的也往往都是護理人員，因此有經驗的護理人員的臨床判斷，也往往是病人的生死關鍵，而這些護理人員的服務都是非常有意義的臨床工作。

我相信，醫師一定需要體認到護理人員在病人照顧上確有其不可取代的專業價值，才能給予護理人員職場上應得的尊重。

最近在幾次與醫護協調有關的會議裡，深感醫護雙方各有盲點，而最重要的就是要能互相包容與尊重，才有機會了解對方由不同角度看到的病人與家屬真正需要醫療團隊幫忙的地方，進而落實「以病人為中心」的照護。

同時，醫護雙方應該在彼此尊重、信任的基礎下，誠懇地交換意見，去除「防衛性」、「立場偏頗」、「對立」的爭辯，就事論事，心平氣和地找到核心問題與解決辦法，護理人員也才會感受到自己的專業在職場上受到肯定，而找到護理工作的意義，如此才能不管工作多辛苦仍甘之如飴，而在病人的照護上達到雙贏的局面。

個人以為，台灣這幾年來一直強調「醫病關係」，但是如果也能用心推動理想的「醫護關係」，而透過良好的醫護溝通，一定可以減少許多醫病之間的誤會。

目前醫學教育非常重視「專業間教育」（inter-professional education），就是希望醫學生在畢業前能有機會接觸其他醫療專業的成員，而透過彼此的溝通學習，了解對方在醫療所扮演的角色，促進彼此的尊重與合作，而能對病人的治療達到更理想的境界。

我深信醫護之間的相處原則應當是謙虛為懷，包容異見，彼此尊重，而醫療團隊專業間如果能有定期的討論切磋，將會更促進醫護之間的融洽共事。

幾年來，我持續關心「對護理人員應有的尊重」的議題，而在各種不同場合一再地呼籲社會大眾需要了解護理人員在醫療的重要性，並給予他們應得的尊重，而護理教育也要積極鼓勵認真投入教學工作的教師，透過更合理的制度，營造更理想的護理環境，以吸引更多有愛心、有能力、有理想的年輕人加入這高尚的志業。

但我認為，最重要的還是醫院和醫師應該加強對護理專業的尊重，才能扭轉護理人力的式微。

台灣護理界大老余玉眉教授過去曾經說過，「台灣的護理人員是需要被尊重的，因為一直是默默工作的一群。有人說，不出聲的原因是因為長久被制度壓迫所造成，我希望這句話會有一天不適用於台灣護理界。」

我希望利用余教授的這幾句語重心長的「護理界心聲」來激勵台灣的醫界朋友，大家一起共同努力，與我們醫療界最重要的護理夥伴相互包容與尊重。

於二〇一四年七月發表

利用同理心幫忙困難的醫療抉擇

前幾天在醫學人文個案小組討論會裡，醫學生提出一個病例，一位五十幾歲的男性病人被發現胃癌時已經是第三期，而轉來本院求醫。家屬擔心病人無法承受這種打擊，所以一直堅持醫生不能告訴病人實情。

報告這則個案的學生，也說出他個人的發現：病人講話欲言又止，無法直接了當。因此，他也同意這病人很可能真如他太太所說的，無法承受將不久於人世的打擊。但主治醫師認為，還是應該告訴病人實情，於是在一個適當的時機，主治醫師婉轉地告訴病人他的診斷及治療。

出乎大家意外的是，在被告知實情後，這病人心情變得十分平靜，說起話來再也不會迂迴或呈現焦躁不安，而且他所問的問題也都非常合情合理，絲毫看不出憂傷或自暴自棄。學生提出來的問題是：「我們如何能夠預料哪一種病人會有哪一種反應，而能決定該不該告知實情？」

事實上，這是我們醫護人員面臨病人生命末期時常自問的問題，尤其是當家屬堅持不能夠告訴病人實情時，常帶給醫護人員沉重的內心交戰，「這樣對病人公平嗎？」

近來醫學教育常強調，我們應該設法激發年輕醫師或醫學生的「同理心」，讓他們學習將心比心，而能夠了解「在籬笆那邊」的病人或家屬的感受與需求。事實上，每個病人不一樣，每個家屬也不一樣，而醫學生大多是年輕健康的人，很少有人經歷過瀕臨生命末期的考驗，要他們產生對這種病人具有同理心是非常的困難。於是我就利用這個案的討論，改問參加的同學，是否有人願意分享家人面臨生命末期時，他們與醫護人員互動的經驗。

一位七年級的實習醫師說，當他還是醫學系四年級學生時，他外祖母因為得到腎臟癌，且已轉移至全身各處，而他們全家人到醫院，聆聽醫師解釋病情並徵詢他們的意見。

他生動地描述當時自己的感受：「在這每個家人都心情沉重的時機，才深深體會雖然家屬比醫護人員更了解病人過去的生活經驗、個性與想法，但近親們卻不一定都有相同的看法，因為祖母從來沒有主動表示過，有一天當自己面臨生命末期時，希望採取怎麼樣的態度或接受怎麼樣的治療，所以家人一時無法達到共識。」

這位學生很感慨地說，老師要我們學會在病人面臨生命末期時，以同理心去揣摩病人或家屬的心意時，也不見得一定能找到病人真正想要的。

接著，我就利用這機會與同學們探討一些文獻所提供的這方面知識，並強調時代在改變，台灣人對死亡以及疾病的觀點也正在轉變，但我們醫界卻仍未能有效地鼓勵社會大眾，對死亡坦然以對，而能在平時就與至親的家人、朋友或他所熟悉的醫師、護理人員分享自己對生命的價值觀、生活品質的看法、將來自己面臨生命末期時，希望採取怎麼樣的態度以及接受治療到什麼程度，而能夠使更多人在有限的人生，最後還能過個有品質的生活。

如果每個人都有這種清楚的「交代」，我們就能知道，雖然眼前這病人已經無法有能力告訴我們他的意願，但家屬與醫護人員可以有把握，「如果這病人尚能自主時，他會希望醫師如何幫忙他」，而不會讓醫護人員因為無法拿捏「尊重病人自主權」與「不傷害病人」兩個醫學倫理的重要原則是否有衝突，而使病人經歷不必要的煎熬。

我也與同學分享，曾經在這專欄寫過的老師宋瑞樓教授生前告訴我的一些經驗，讓學生體會到，貿然對罹患絕症的病人據實以告，有時會產生截然不同的後果。誠如宋教授所強調的，我們無法以病人的政經地位、教育背景、宗教，來預料病人的反應，最重要的還是對病人、家屬要有更深的了解，靠著醫病之間的溝通技巧，才可以把這個工作做好。

我覺得這次的小組討論裡最讓我印象深刻的是，由一位醫學生分享自己的經驗使我找到往後在這方面的教導方法。「教學相長」使我深深感到身為老師每天都有機會學到新的知識。

於二〇一五年二月發表

關懷無法治癒的病人

最近的醫學人文個案討論會裡，學生提出一個非常棘手的問題。病人是一位四十幾歲的女性，得知有肺癌時已經轉移到肺部其他地方以及大腦，而病人經過化療、放射治療後，一直沒有好的療效。學生所以提出這個個案來討論，是因為病人與家屬都仍然懷抱希望，而且病人似乎不知道事實有多嚴重，因為學生發現病人在病房裡，還在使用電腦繼續她公司的工作，同時還考慮要到日本接受六個星期的免疫治療法，聽說這是一種新的治療，勝算也不清楚，但花費可能很大。

學生們焦慮地表示，到底我們要讓她繼續保持希望到什麼地步，幾位學生各自提出不一樣的看法：

第一位學生說，病人還很年輕，應該讓她知道預後，這樣她才能計畫她剩下不久的人生，不然，當她最後發現自己即將面臨死亡時，她一定會非常失望。同時這學生對於病人不曉得療效，就要貿然出國接受極為昂貴的治療，認為是給她自己及家人帶來不必要的負擔。

另外一位同學卻振振有辭地表示相反意見，認為應該讓病人永遠不要放棄希望地努力接受治療，而且當病人最後面臨呼吸急促或疼痛時，我們還能給予安樂死來幫病人提早結束痛苦。同時他也認為，只要病人經濟能力可以做到，我們沒有權力阻撓病人接受另類治療。

另外一位同學認為，醫學上既然無法治癒病人，而又無法準確預測病人還可以活多久，我們應該請教有經驗的社工人員或心理師，也許他們可能問出來病人還希望做些什麼，過世時才不會有憾，同時他堅信我們應鼓勵病人如果經濟上做得到的話，應該嘗試各種可能的治療。

很明顯地，這些學生是充滿了愛心，但是他們對於醫師（包括醫學生）在「告知病人」所扮演的角色，應該要做到什麼地步卻充滿了困惑，同時，對於未經證實療效的治療，我們應該採取阻止或鼓勵的態度感到十分迷惘，最後他們也都懷疑，到底醫生在面對無法治癒的病人，是否能扮演比社工或者其他專業人員更重要的角色。

在師生的腦力激盪下，我們交換了以下的心得：

要談「病人還有多久可以活」是一個非常困難的議題。因為醫學上我們有時會看到奇蹟，所以對病人說「最多能活ＸＸ星期」是非常嚴肅的議題，因為這種數據都是靠統計計算出來，而有些病人事實上是有可能在統計的平均值之外，即所謂的「離群值」（outlier）。所以最好講一個範圍，而不要給一個斬釘截鐵的數字。然而病人與家屬在這種情形下，往往都十分焦慮，都希望知道「還有多久」，所以我們也需要給予一個根據經驗所預測的粗略數字，但是一定要有所保留。我與他們分享，這種時候我常對病人說的話：「根據統計數字可能還有ＸＸ星期的生命，但是我會很高興看到你是屬於在這平均數字之外的『離群值』。如果你活得比這預測的時間久，我會很高興知道我錯了。」我永遠不會忘記當我以誠懇的態度用這種方式告訴他們時，所看到的感激眼神。

此外，我們應該能夠營造一個環境，引導病人說出他們的想法與意願。也許病人事實上與家屬都已經十分清楚病情，只是他們不願意面對現實。

這時有位同學主動提及，他在低年級時上過的醫學人文課程裡，學過巴克曼醫師（Robert Buckman）所提出的「告知壞消息」時的要領，一個以六大步驟的英文字的第一個字母拼合的SPIKES的字訣：一、建立一個恰當的情境（Setting）；二、探詢病人對自己病情的了解（Patient's Perception）；三、引導病人來詢問有關病情的細節（Patient's Invitation）；四、提供知識與資訊給病人（Knowledge）；五、要能注意病人情緒的變化，進而產生同理心（Empathy）；六、最後，將所有的資訊綜合，做一個摘要（Summary），並且經由與病人溝通，達成一個治療或追蹤的方案。

在醫學生接觸病人時，如有機會喚醒他們過去學過的醫學人文課程，這種「溫故而知新」的方法，最能幫助他們成為關懷病人的好醫生。

於二〇一五年五月發表

對病人的關懷與尊重真的很難教

最近在某大學醫院的定期教學迴診，學生報告一位四十五歲女病人，清早醒來發現右邊肢體癱瘓，無法以語言表達，並且對別人說的話也不太能了解。病人被發現有高血壓、高血脂肪，以及高血糖已有多年，但兩年前就自己停藥，而在住院的前幾天曾因呼吸急促、身體不舒服，來到該院急診處就醫。當時並沒有查出特別原因，病人就要求自動出院。幾天後突然失語和偏癱，而住進醫院來。大腦斷層攝影發現左邊大腦大片的腦梗塞。

在病史的討論中，我先問同學們，我們有沒有在什麼關鍵時刻錯失治療良機，而未能避免這嚴重的中風。許多同學的第一個反應都認為幾天前病人到急診處就醫時，如果醫護人員更用心詢問病史與做好身體診察，也許這中風是可以避免的。

接著有一位同學提出，我們應該去了解，幾年前病人為什麼會自己決定不再繼續看醫生、吃藥，如果我們當時能及時說服病人恢復吃藥，也許今日的中風就不會發生。

但大家也認為病人不遵從醫囑是很嚴重的問題，而醫護人員對病人或家人的這種決定卻也往往無能為力，醫療機構也缺乏讓醫療人員主動聯絡說服病人的機制。

在一起到病房探視病人之前，我與同學們討論到如何誘導病人規則服藥，有人就提到，除了責怪病人本身或家屬以外，事實上醫護人員也難辭其咎，也許我們沒有好好說明，所以病人不了解服藥控制血壓、血糖、血脂對防止中風的重要性。接著我們也討論到對一個失語症的病人，如何檢查語言的障礙，如何做鑑別診斷。之後，我們一起到床邊去看這位病人。

病人的確是有非常嚴重的語言表達以及較輕微的語言了解的問題，而且右邊肢體完全癱瘓。

我在床邊示範了一些神經學檢查技巧，尤其是有關失語症病人所應該注意到的大腦功能檢查，以及偏癱病人的運動與感覺神經系統的檢查要領，並且談到對語言溝通有困難的病人做檢查時，如何讓病人了解我們需要他們如何合作的訣竅。

我也注意到病人可能因為無法讓照顧她的幫傭了解她，而有一副深受委屈的無奈感，而照顧者因為無法了解她何時想解大小便，又因為偏癱不容易上下床的關係，就乾脆給她包上尿布，也沒有給病人穿上睡褲。

當我要檢查病人的下肢而掀開棉被時，才發覺這令病人感到尷尬的場面。我當場馬上把棉被拉上來蓋住病人兩個大腿的部位，然後再檢查病人下肢的反射、運動與感覺神經系統。檢查完以後，我問病人她是否還有問題想問我，病人點點頭，但是面有難色，似乎很想問一些問題，但又問不出來。

於是我就請同學們離開病房，讓我單獨與病人談話。我知道這病人家裡還有兩位年紀很小的女兒，所以就問她，是不是在擔心什麼時候才能出院回家，這病人猛力的點頭，而且一直微笑。我問她如果回去的話，她會不會吃藥，好好照顧身體。她很猛力的點頭，然後嘆氣流淚。

我就利用這機會與病人聊一聊，不管她聽得懂多少，但看得出，她對自己過去未能規則服藥，控制血壓、血糖與血脂肪，充滿悔意。我與病人談了一陣以後，我就回到討論室與同學們會合。

我與同學們分析今天這病人的臨床神經學所呈現的徵候與大腦中風部位的關係，之後我要求每位同學與大家分享今天的教學迴診所學到的心得。

結果他們都分別提到之前所討論到的「知識」，以及我在病房檢查病人時所教他們的神經學檢查「技巧」，但竟然沒有人提及當我看到病人只有包尿布感到尷尬，我即時以棉被蓋住兩大腿之間，而繼續若無其事地進行檢查的用意。更讓我感到失望的是，沒有一位同學主動問我到底他們離開病人以後，病人與我說了什麼話，而這正是我們所關心的今天台灣醫學教育所極需注重的「態度」。

對病人的關懷與尊重真的很難教！

於二〇一五年六月發表

陪伴醫學生一起成長

幾年前一位日本醫學院內科教授來訪，談到醫學教育工作對他的意義。他說，「最近幾年我才發現教學生變成好醫師，遠比自己行醫更有成就感。就算我是再好的醫師，能夠幫忙的病人還是很有限，但如果我能教出十位好醫師，他們就可以幫忙更多的病人。」這段話一直深烙我心。

將近十年來，我所工作的醫院每年都有一所醫學院，送十八位剛剛進入臨床醫學的五年級醫學生來實習，並且每位資深醫師都擔當一、兩位學生的導師，幫忙他們解決生活、學習方面的困難。也因此我有機會看到醫學生由剛剛起步的惶恐不安，慢慢成長蛻變而感到欣慰，但也發現有些學生因為家庭教育或個人性格的問題，讓我感到無奈與憂心。

最近接觸到一位醫學生，從第一次見面，就深深感受到他的真誠，而與他約談或他主動來找我時，有些感觸我就隨手記下。今天心血來潮，就把這位醫學生五個月來的「蛻變」整理如下：

第一次見面，他告訴我他缺乏自信，面對病人感到不安，而希望我能給他一些忠告。我回答他，自知能力有限，反而比不自量力而傷害病人好。我勸他一切以同理心出發，盡力而為，而且要學會規畫自己的時間，因為做醫師常常會同時有兩、三件「重要」事情急需完成，所以要學會分辨輕重緩急。

第二次見面是大概一個月以後，他說他發現過去自己看到病人感到心虛的問題已有改善，而且開始感受到自己因為能夠幫忙病人而有種成就感，覺得當初選擇學醫是對的決定。他那充滿喜悅的表情與第一次見面時的猶豫不決有天淵之別。

第三次見面時，他談到早上教授迴診時看了一位他負責照顧的乳癌末期病人。病人說先生與兒女都對她很好，並且喜歡旅遊的她也已遊歷了許多國家，深感此生無憾，但對生命即將面臨終點仍感到惶恐。他說那天老師在做完身體診察後，與病人談到每個人都會面臨生命末期，但癌症病人通常還有些時間可以規畫餘生，而不像突發的中風或心臟病，令人措手不及，無法向親友交代。老師並告訴病人有一篇很短的好文章，叫做〈感謝上帝，我得了癌症〉。因為病人是英文老師，所以老師事後就與她分享這篇英文的文章。這學生說，病人讀了以後非常喜歡，這才使他發現，能夠與病人溝通良好是非常有意義而且重要的。這學生的回饋也讓我「感染」到能夠幫忙病人的喜悅。

最近一次約談時他告訴我，有個晚上他看一個病人，檢查完以後又與病人聊了快一個多鐘頭，而這雙人房的另一個病人這段時間內都沒有一個親友或醫護人員來看過他。他突然間覺得，我的病人真幸福，有我陪伴他這麼久。這時我就反問他，「你以前不是告訴我，每一次去看病人，總覺得好像在騷擾病人，那你今天怎麼會說這種話呢？」他一臉錯愕，而後恍然大悟地告訴我：「老師，我現在真的變得有自信，事實上病人是非常喜歡與我談話，而且我也真的是在幫忙他們。」

但才沒多久，這位學生連續碰到兩次令他沮喪的經驗。有個晚上因為病人住進醫院較晚，而等到他來看病人時，問了病史，做了身體診查，病人竟然因為不勝其煩而暴怒，使他感到非常驚恐。幾天後又因為不經意的動作，被誤以為不尊重共同工作的護理人員，而使他懊悔莫及。我聽了他的敘述也認為他欠缺敏感度，的確應該道歉。我鼓勵他：「不管多壞的事情發生，一定要從中學到教訓，避免再犯同樣的錯，這樣你才不會全盤皆輸。」看著他若有所悟地走出辦公室時，我感到欣慰。幾天後，這學生傳了一段簡訊：「每每看到病人臉上浮現笑容，或是露出『原來如此』的表情，或者是簡單的一句道謝，都會讓自己覺得充滿能量，又有動力繼續學習，繼續關心其他病人。」

我常引用一位美國醫學院的資深教授鼓勵病人接受學生參與照護時，所說的一段話：「如果我們只砍伐大樹造房子，但不同時栽植樹苗；有一天你們的兒子、孫子生病時，就沒有好醫師可以照顧。」但願台灣有更多的醫師與病人願意參與醫學生的培育，台灣的明天才有更好的醫師。

於二〇一六年八月發表

醫者的自省與生老病死的沉思

為什麼「放得下」是那麼困難？

最近看了一篇登載在《紐約客》（The New Yorker），題名為〈放得下〉（Letting Go）的好文章。作者是哈佛大學教學醫院的波士頓布萊根婦女醫院之外科葛文德醫師（Dr. Atul Gawande）。他對台灣讀者應該是不陌生的醫師作家，所寫的兩本暢銷書《一位外科醫師的修煉》以及《開刀房裡的沉思》都已有中譯本，也廣為台灣讀者所接受。在這篇長達十四頁的長文裡，葛文德醫師藉著一位年輕的婦女在即將臨盆之際被發現癌症末期，而在產後接受各種治療，但最後還是不治身亡。整個故事的描述中，葛文德醫師穿插了許多資料，讓我們看到人們在疾病末期明知是打不贏的仗，但還是要忍受各種肉體的痛苦，以及付出人力、財力的代價，而寫出他對醫學的發展演變到今天這種「不知如何喊停」的反思。

這是一個非常困難的議題，但是葛文德醫師列舉各種數據與文獻，試圖說服社會大眾以及醫療團隊要有「放得下」的修鍊。

葛文德醫師透過與他共事的護理人員的解釋，釐清「安寧緩和療護」（Hospice and palliative care）的重點並不在於延長生命的長度，而是維持人們生命的尊嚴及餘生的生活品質。同時也指出「安寧緩和療護」並不一定讓病人活得更短，事實上也有一些醫學文獻指出這種人道的照護，非但不一定縮短病人的生命，反而有些病人因疼痛、呼吸困難的改善而提高生活品質，而多活了幾個月。但安寧緩和療護團隊的成員都相當清楚，病人或家屬甚至醫療團隊，對「安寧緩和療護」仍有很大的拒斥。

葛文德醫師首先舉出哈佛大學醫學院曾經對五百位生命末期的病人做過一個調查，研究者要求照顧這些病人的醫師預估他的病人還能活多久，結果他們發現居然高達百分之六十三的醫生高估了病人的存活期，只有百分之十七的醫生低估了病人的存活期，而整個調查的平均值是醫生對病人的存活時間高估了百分之五百三十。這說明了醫療團隊對放棄病人有非常大的困難，更何況有些醫生「知其不可而為」的全心投入，所以要醫師「放得下」他們的病人非常困難，而要病人本身或親近的家屬放棄更是困難，因此面對生命末期，要能「放得下」是有極大困難度。

接著他舉出二〇〇四年美國安泰（Aetna）保險公司所做的一項很有意義的實驗。研究團隊深知一般人很難接受在生命末期，停止積極的治癒性治療（Curative treatment），而接受「安寧緩和療護」，所以他們提出一個兩年計畫，在這段期間，他們鼓勵醫療團隊讓預估活不過一年的病人參加這研究計畫，病人可以一方面繼續他們所接受的化療或放射治療，一方面參加「安寧緩和療護」的家庭訪視照顧，而如有問題，病人一樣可以到醫院就醫，這就是他們所謂的「共同照護」（Concurrent care）。結果他們發現這社區的病人由原先僅有百分之二十六願意接受「安寧緩和療護」，兩年下來竟然一躍為百分之七十參加這種「共同照護」。這種結果大家也許會認為是「想當然耳」，因為大家都怕放棄得太早，所以只要還能繼續治癒性治療，他們是能接受「安寧緩和療護」的。但這實驗最驚人的發現是人們因為參加了這計畫，而能夠「放得下」，因為這些病人由家裡緊急送醫的減少了一半，住院或住進加護病房的減少了三分之二，而醫療費用也減少了四分之一。

接下來他們進行另一個計畫，要求病人在接受「安寧緩和療護」以後，就得放棄治癒性治療，但病人與家屬會定期接到安寧緩和療護工作人員的電話問候，替他們解決由疼痛治療到找人幫忙撰寫預立醫囑的各種疑惑，結果這計畫也顯現出病人的接受度高達百分之七十，而病人住院醫療的費用也顯著下降。這證明了在生命末期的病人，最需要的是有經驗的人能夠了解他們的需求，同時願意花時間與他們討論說明。

他進而舉出威斯康辛州的拉克羅斯（La Crosse）鎮所花費的老人醫療費用只有全美國住院病人醫療費用平均值的一半，而住院天數也是全國平均值的一半。這奇蹟歸功於一九九一年這都市的醫生與病人開始公開討論生命末期的願望，包括以下四個問題：「當你的心跳停止時，你希望接受人工復甦術嗎？」，「你希望接受插管或機械幫忙你呼吸嗎？」，「你希望使用抗生素嗎？」，「當你無法進食時，你希望使用鼻胃管或靜脈注射營養嗎？」結果五年內，這地方居然有高達百分之八十五的居民平常都已主動寫好他們的預立醫囑。這也證明了讓大眾對這麼重要的議題要有機會預先討論、思考的重要。

最後他訪問以「安寧緩和療護」著稱的哈佛大學醫學院教授布洛克（Dr. Susan Block）有關這方面的看法，而她提出了一段鞭辟入裡的話：「安寧緩和療護最主要的工作是要能夠幫病人應付這種對他們的生命空前未有的焦慮：對死亡、痛苦、親人、經濟的不安，這是包含許多的憂慮與恐懼，而這工作就要靠有經驗的人能夠花時間與病人懇談。」然而她也很感慨地指出，今天我們的醫療制度卻只給付各種藥物、手術、診斷檢查，但在這階段的人生最能幫忙病人與家屬的「討論」、「懇談」，卻沒有合理的給付，而這也是我們今天對生命末期病人照顧上最大的失敗。

這篇文章使我有很深的感觸，也希望台灣的醫界與社會大眾能夠在理智上、情感上以及制度上，都有機會好好正視生命末期的療護問題，而讓每個人在最後的關頭可以無憾地「放得下」。

於二〇一〇年十月發表

加護病房的等候室

將近二十年前家母肝癌末期進入昏迷狀態時，我由美國趕回台灣，在台大醫院的病房裡日夜陪伴她度過生命的最後一星期。當時最大的感觸就是，我們作醫生的雖然看過不少病人的死亡，但縱然是每天認真地照顧，我們看到的也只是好幾個片段的「瞬間畫面」，但那幾天日夜陪伴家母，眼睜睜地看著她老人家慢慢凋零的感受，是一種連續畫面的「錄影帶」，這才使我領悟到病人家屬的感受與醫生所看到的竟是如此的不一樣。

最近因為岳母的重病，而使我在美國南加大的洛杉磯郡立醫院神經外科加護病房的家屬等候室裡，除了自己再度接受這種病人家屬的煎熬，更由此深入地體會到一般病人家屬的感受。

我冷眼旁觀有些醫生進來等候室與家屬說明時的表情、聲調、手勢，雖然我聽不到談話的內容，但由家屬的表情也不難猜出是好或壞的消息，但我也注意到有些醫生不經意的肢體語言可能帶給家屬誤會或無心的傷害。有些時候他們找家屬，只是為了要做某種檢查而需要他們簽署同意書，但卻未能好好解釋為什麼需要做這檢查。身為醫者的我一方面感到失望，但一方面也以此「他山之石」深以為戒。

一位因為丈夫頭部遭到槍擊的年輕婦人，在等候室裡感情崩潰嚎啕大哭，用我所聽不懂的西班牙文向前來安慰她的親友大聲哭訴，而其他病人的家屬非但不以為忤，也都投以同情的眼神，有些人還情不自禁地為她流下淚來。但幾小時以後，家人帶了她的小孩來到醫院，她因為不願意讓小孩知道父親病情的嚴重，就強作歡顏地逗著小孩玩。

突然我想到，如果我是她先生的主治醫師，這時現身解釋病情的話，我不只看不到她剛才真情流露的傷心欲絕，反倒會因為看到她的歡笑表情而產生反感。所以我們作醫生的有時只看到這種「瞬間畫面」，切忌對家屬遽下定論。

一位神經外科住院醫師走進等候區，大聲喊叫一位病人的名字，馬上有好幾位家屬緊張地站起來，他很客氣地請一些家屬到外面，以便說明病情。過了沒幾分鐘，我們就聽到這些家屬的哭聲，接著一些家屬也趕著跑出去。而留在等候室的其他病人的家屬也都憂容滿面，有人甚至為之哭泣。不久，這些臉帶淚容的家屬魚貫地走回等候室，他們對於其他病人家屬給予的安慰，有人露出感激的眼神，但也有人一臉茫然，似乎已經跌到憂傷的谷底，而無法感受他人的關懷。

當時，我因為工作關係，過了一星期就先回台灣，幾天後因為岳母病情急轉直下，才又趕回美國。突然間我注意到內人與我家小孩已經與其他家屬打成一片，早上一進去等候室，就互相關切對方家人的病情，而兒子也如數家珍地告訴我坐在這邊的家屬，他們的孩子是因為鋸樹時，不慎跌下而頭部受重創；坐在那邊的家屬，他們的親戚是一位才二十歲的年輕人，因為坐在小卡車上沒有繫好安全帶，而在車子緊急煞車時，整個身體飛出去而重傷昏迷。

看到自己家人與其他病人家屬的真誠互動使我非常感動，因為我深知家人為我岳母的病情已心力交瘁，他們居然還能真誠同情他人的不幸。這等候室很小，有時我們一行五、六人來得晚一點，整個房間都已「客滿」，但有些熱情的家屬就會趕忙空出他們放衣服或行李的位子，有些年輕的家屬甚至讓位給我們，在這裡使我真正體會到「同是天涯淪落人，相逢何必曾相識」的無奈與溫馨。

等候室裡有個寬型螢幕的電視，但我注意到幾乎沒有一個人在聽或在看電視的節目，我環顧四周，有些人神情凝重地竊竊私語，想必是討論病人的病情或家人將如何應付這災難，有些人愁眉深鎖，靜靜地自個兒沉思，也有些人受不了這緊張的氣氛，索性就在電腦上玩遊戲或寫電子郵件。此時唯一能打破僵局，給大家帶來輕鬆片刻的大都是來自天真無邪的小孩。

一個長得十分可愛的三、四歲的小男孩，看到我家老二正在聚精會神地用 i-phone 打信給還沒趕到的大哥有關外婆的病情，他好奇地在旁邊看，等到我家老二注意到這小孩的眼神時，他停下來對這小孩笑一下，想不到這小孩子居然大方地走上前來與他握手，開始問他一些問題。一副小大人的可愛樣子引起了哄堂大笑，也給這些面帶憂容，眼角還滲著淚水的大人們帶來短暫的歡樂。

當我在等候區憂心忡忡地思考我岳母往後的日子會是怎麼樣時，由醫院員工組成的聖誕報佳音的隊伍一邊唱著歌，一邊走進家屬等候區。他們見到家屬就送巧克力，雖然我當時實在沒有心情，但也不好意思不收下他們的好意。想不到一個鐘頭後，又來了另一隊報佳音的隊伍分發巧克力。我就告訴他，我才剛收了另一隊所送的，所以心領了。想不到這位仁兄即時回應了一句：「我這塊巧克力是賞給你的誠實。」剎那間整個等候區爆出笑聲。這使我深深領悟到，適時的幽默真是治憂鬱的良方，友善氛圍的醫療環境實在是非常的重要。

有些醫生在自己生過病以後，才有機會深入了解病人的感受，並將這種經驗訴諸於文字、電影、戲劇。然而醫生變成病人家屬的感受卻較不為人所道，這次能夠有機會坐在加護病房的等候室一段時間，接受這有如熱鍋螞蟻的煎熬，才更了解病人家屬的感受，希望將來有機會可以與醫生、醫學生、護理人員共同分享這「籬笆另一邊的苦」，以培養醫療團隊對別人的受苦更有敏感度，而對病人與家屬更能將心比心，真正做到全人全家的照顧。

於二〇一一年二月發表

當老人變孤兒時

在我們快四十年的婚姻生活裡，最感慶幸的是我們喜歡彼此的父母有如親生父母，而常戲言我們婚姻最大的收穫就是我倆都「賺了」一對父母。然而一個月前我岳母在洛杉磯過世時，我忍不住對內人說了一句，「我們這兩個老人一瞬間都變成了孤兒。」在喪事過後飛回台灣的機上，忍不住回顧這兩對父母在他們生命的末期幫我上了什麼樣的課。

我的岳父一九九一年過世，享年七十二歲。他算是我與內人的學長，台大醫專畢業，做了一段長時間的公共衛生工作後，在員林開業看內兒科，是一位十分謙和善良的好醫生。他退休後與我岳母來美定居，幫了我們全家很大的忙。有一天他突然發生劇烈腹痛，被發現是急性消化道阻塞，緊急開刀才發現是大腸癌已擴散轉移到腹腔與肝臟，短短四十多天就在痛苦中過世。這對我有莫大的震撼，身為醫者我們竟然疏忽了預防醫學，而造成一大憾事。現在每當看到病人健檢發現早期的大腸癌，而開刀完全康復時，我都會想起他老人家。同時因為親眼看著摯愛家人生命最後幾天的痛不欲生，也使我對「臨終關懷」、「安寧療護」有更深入的體認。

我的母親於一九九二年過世，享年八十三歲。她老人家在早期發現肝癌後，九年間經過台大醫院三次的肝動脈栓塞治療，而有非常高品質的生活，但最後終因肝癌復發過世。在家母彌留狀態時我由國外趕回台大醫院，家人決定在家母進入生命的最後階段時，要讓她在家嚥下最後一口氣。但想不到醫院要求病人家屬簽署的竟是那種反對醫院治療，執意出院另覓療法的「自動出院同意書」。那種「出院後醫院對其後果一概不負責任」的冰冷口氣，剎那間把我對醫院的諸多感激一掃而光。幾年後回國服務，有一次在衛生署倫理委員會開會時，談及台灣這種常見的習俗，家屬希望病人回家嚥下最後一口氣，但醫院卻沒有為這種情形特別準備措詞溫馨、體恤病人家屬感受的同意書。想不到在場的安寧療護推手趙可式教授也發表她深有同感的親身體驗，最後委員會一致通過，由衛生署呼籲各醫院為這種場合製作不同版本的「自動出院同意書」。

我的父親於二〇〇八年過世，享年一百零一歲。我最感欣慰的是我在一九九八年回國後，有機會與他共度他人生的最後十年，而從他老人家身上學習到許多生命的智慧，尤其是他的幸福之道在於時時不忘「感恩」與「念舊」。在他生命最後的一年多，因為吞嚥困難發生幾次吸入性肺炎，使我們不得不長期置入鼻胃管，引起他的許多不適。父親過世後，每當與住院醫師或醫學生談到，和生命末期的病人或其家屬討論進一步的治療時，我總會忍不住想起父親生前每次更換新的鼻胃管時，他百般不情願地告訴我「這種沒尊嚴、沒品質的生命不值得活。」我會利用父親的這句話，勸年輕的醫生要花時間去了解病人或家屬對生命的價值觀，我們不能再讓病人像我父親一樣地抱憾而終。

我的岳母於二〇一一年過世，享年八十七歲。她晚年頭腦還很清楚，除了重聽以外，生活起居都很獨立，想不到最近在家裡意外跌倒，幾天以後昏迷不醒，送到醫院才發現腦內大出血，而後在加護病房緊急插管，使用呼吸器好幾天都沒有起色，最後醫生認為沒有希望，而建議拔管。照顧她老人家的呼吸治療師在病歷上發現再過兩天就是我岳母的生日，而建議我們向醫生請求生日過後再拔管，這樣萬一拔管當天就過世的話，她至少可以活多一歲。令我們最感動的是醫療團隊不只聽從我們家人的心願，甚至在生日當天，還讓我們全家人進入加護病房為她老人家唱生日快樂歌，而後才拔管，幾天後她就過世了。這也使我親身體驗到在醫療團隊束手無策的情形下，還是可以如此溫馨地做出這般讓病人家屬感激莫名的「治療」。

這四位長輩在他們生命的末期，分別給予各種不同的啟示，使我在行醫與教學的路上，學會了如何給予病人及家屬更貼心的照顧，同時也衷心希望，在將來面對親友和自己無法避免的死亡時，能做出更有智慧的拿捏。

於二〇一一年三月發表

如何面對不可避免的人生終點

今晨到榮民總醫院探望一位罹患胰臟癌已進入彌留狀態的親人。在由停車場到醫院大門的走道上，看到一位坐在輪椅上，雙眼緊閉，鼻孔插有鼻胃管的老人，看不出他對周遭環境是否有反應，而站在他旁邊看來是負責照顧他的外籍看護，正興致勃勃地與他人聊天。我與內人對看一眼，不知怎地我竟脫口而出，「妳將來希望如此嗎？」她毫不猶疑地回答我：「我不要這樣活。」而我也要她謹記我們今天彼此的共識。

但突然一想，我們怎麼知道他不是一位神智清楚正在閉目養神的老人，也許他的鼻胃管只是短期補給營養，或者暫時引流胃腸分泌之用。想到這裡，不禁悚然而驚。我們不假思索的反應正代表了我倆的隱憂，擔心自己在面對人生終點時，無法決定自己的意願，而一旦成了失智老人或植物人，將任人擺布，導致「浪費醫療資源，以維持沒有意義的人生」。

走進病房探望這位長者時，看到的是一位滿頭華髮，呼吸急促、昏迷、瘦弱的老人，身上插了不少的管，床邊的監視器也呈現一大堆的數據，幾次護理師從她的鼻胃管抽出的都是鮮紅的血。她多年的老伴神情憔悴地坐在床邊，雙手緊握著病人的手，兩眼癡癡地看著彌留狀態的老伴，不知道他是陷入過去兩人歡樂時光的回憶，還是在擔心她走了以後，該如何自處。旁邊有由美國趕回來的女兒，以及一直住在台灣隨侍身旁的兒子與媳婦，而我聽到的是放在枕頭旁邊的佛教誦經的錄音帶……。

我們的到來引起了一陣騷動，病人的老伴對我們說了不少客氣話，但看得出來他昨天整晚沒睡好，一早到病房就一直坐在床邊，而照顧她的醫生兒子告訴我們這幾天母親的病情變化，媳婦與女兒都默默地在床邊幫忙。我們說了一些慰問的話，接下來就是一片死寂。我們在病房裡待了兩個多小時，也陪她的老伴用餐，而後告辭。

開車回家的路上我們都有意地避免再談到「如何面對不可避免的人生終點」的

話題。晚上老人家的媳婦打電話來告知病人剛剛過世，我與內人也都能心平氣和地接受這事實。但一走入書房，才發現自己心情十分複雜，除了感傷之外，更詭異的是我竟然為她本人及其家人有近乎不近人情的慶幸之感。

事實上，過世的這位親人幾年前就被發現失智，而每次拜訪她們夫妻時，心中都有說不出的感傷。尤其是對她的老伴，一位身體與精神都比實際年齡年輕很多的老人，我有高度的同情。所以當這位失智婦人被發現胰臟癌時，我就開始擔心「過度醫療」會帶給病人與家屬更大的痛苦。還好她的醫生兒子及其他子女都與她的主治醫師一致認為，讓她接受勝算不大的腹部大手術或其他副作用極高的治療，只是徒增與延長她的痛苦。然而當這種「預料中」的終點到達時，大家還是無法灑脫以對。

今天再仔細一想，什麼叫做「預料中」的死亡或人生終點？其實我們每個人都知道總有一天，我們會面臨人生的終點，而到底又有多少人準備好了？我想最重要的應該是自己能夠有機會與親近的家人討論自己的意願，以幫助他們將來在我們已經無法主導決定時，能夠記得我們曾經清楚地交代，而不會做出與我們的意願背道而馳的決定。

我終於領悟到，我們的確需要讓摯愛的家人有機會了解自己對生命的意願，以避免在我們面臨人生終點時，家人除了哀傷之外，還要因為對我們的意願有不同的解讀，而引起不必要的困擾。這也就是在臨終關懷的醫療照顧上，我們經常引用的西雅圖華盛頓大學鍾生（Albert Jonsen）教授所領導的安寧療護團隊所主張的「四方位」周全考量表，除了「醫學上的考量」、「病人的生活品質」、「周遭因素」以外，也一定要設法了解「病人過去所表達的意願」。

想到這裡，不覺想到我們都應該在身體還健朗時，好好與家人談自己對生死的看法，同時也要清楚地寫好「預立醫囑」，以幫忙我們摯愛的家人在我們逝去時，不會因為我們事前沒有交代清楚而使他們承受不必要的身心煎熬。

於二〇一二年三月發表

醫者的病中自省

上星期六在開會的午餐休息時間，突感全身倦怠發冷發燒，因為會場為大學醫院，就到急診處，赫然發現耳溫攝氏三十九點三度，但也因為沒有呼吸、消化、泌尿的症狀就當作感冒，吃個退燒藥，提早回家休息。

隔天早上覺得一切如常，也再回去開了整個早上的會，也說了不少話。下午開車到醫院停放，以便搭捷運轉高鐵到台中參加醫學院評鑑工作。經過醫院急診處又量了體溫，赫然又是一模一樣的三十九點三度。心中一陣忐忑，但因為身為這次評鑑的召集人，責無旁貸就帶著僥倖心理到了台中。晚上主持「行前會議」時，燒已經退了，自覺應該可以勝任往後四天的評鑑工作。

隔天一早開始緊湊的評鑑行程，身心毫無異狀，但是到了下午又是發冷發燒，最後忍不住向受評學校借了耳溫槍與聽診器，經過評鑑夥伴的檢查，才知道又發高燒，當晚就到另一所規模相等而今年不會接受評鑑的大學醫院急診處就診。

經過各種檢查竟然發現是肺炎，而在醫師的勸告下，及時安排評鑑工作的各種交代，隔天就提早離開還有三天的評鑑工作，帶著歉意與遺憾回台北養病。想不到在車上接到一位最近發現肺癌的病人來電，說他最近化療中發現自己步伐有點不穩，希望我能盡快看他，一時竟然忘了自己生病，告訴他我星期五會回到醫院上班。

到了車站，沒有想到憂心忡忡的內人，居然在高鐵出口處帶著厚重的風衣來迎接我，一時心中充滿溫馨，但也才真正意識到自己應該正視病情。我們就從車站直接到我所工作的醫院就醫，經過醫師同事仔細地檢查身體以及審閱台中的各種檢查結果，在一再叮嚀下，我終於了解事態的嚴重，而答應下星期一早上到醫院再照X光片之前，好好地在家養病。

這幾天享受了好久沒有的清福，每天睡到自然醒，醒來就吃，吃飽就躺在床上看書，並有機會在別人上班的早上時光，坐在電視機旁看林書豪的球賽，但心中還是放不下臨陣逃脫評鑑工作的不安，以及因為這沒有預料的「突發事件」所產生的諸多「不便」。今天清早醒來，突然頓有所悟，決定寫下這幾天的「病中自省」。

何時應該就醫的拿捏：事後回想起來，其實發病的兩天前就已經明顯地不對勁，發冷疲累，但卻一廂情願地以僥倖心理拖延，這個經驗也使我想到過去常對病人延遲就醫頗有微詞，有時也自覺此時責怪病人不啻傷口撒鹽。

幫忙病人有時反倒害了病人：當我答應了休假養病到星期一時，才想起我已經答應一位病人星期五要看他，趕忙請祕書小姐委婉地轉告他，我生病在家休息，不宜接觸病人以免感染他人，而我的同事也及時拔刀相助代我看診。這時猛然想起同是學醫的內人常提醒我的這句話，「你不是重要到無法被取代，不要樣樣都覺得非自己出手不行。」

尊重專業與尋求第二意見：這次應邀由國外回來參加醫學院評鑑的一位教授剛好是胸腔內科權威，我突然想到也許我可以請他給我第二意見。但這才意識到，要對長年照顧我的醫院同事說出口竟是那般難以啟齒，然而當我硬著頭皮與他提及時，這位同事非常同意，而這位教授也在搭機回美的早上，特別來看我，經過詳細身體檢查以及看過電腦斷層的影像，更加確定了診斷與治療方向。這期間我才了解病人與家屬在尋求第二意見竟有那種難以承受的自覺「失禮」的心理壓力。

透過這場病我又學到了一些行醫之道：我再也不會輕率地責怪病人為什麼不早一點就醫，但我會藉這機會了解這病人對健康的看法，而適時地進行衛教；我再也不會鼓勵醫生「抱病上場」來照顧病人，理想的醫師應該是會照顧自己，而不會因為出自好意，而做出可能傷害病人的行為；同時我會在必要時，主動地誠懇地鼓勵病人與家屬尋求第二意見，以求得心安。

我常常鼓勵自己不管遭遇多壞的經驗，也一定要從中學到好處，這樣我才不會雙輸，我相信這次生病的經驗會使我成為更了解病人的好醫師。

於二〇一三年一月發表

很難學會的醫道

一位病人在診間主動地告訴我，她還剩下一個月的藥量，所以雖然下次約診是三個月以後，但這次她只需要兩個月的連續處方，這樣她下次來看診時，就可以用完所有在家裡的藥，「我要替健保省一些錢」。

接著她告訴我，有一次因自己不能前來看診而無法使用健保，領藥時家人才發現她的藥是這麼貴，這也才領會到台灣健保真是一個寶，也因此她常告訴家人朋友應該好好珍惜健保，不要浪費。接著她的妹妹說了一句，「如果真的有必要，我們都能接受健保費提高的政策。」這出自並非高收入家庭者的肺腑之言尤其讓我感動。

但緊接著另外一位穿著時髦濃妝豔抹的病人，雖然病史與身體診察都沒有問題，而且最近才在其他醫院做過腦部的電腦斷層造影沒有發現異常，但卻一味地要求利用健保再做更貴的檢查，「反正健保都會付你們醫院，我們也都每個月有繳健保費。」這天淵之別的就醫態度讓我感慨萬千。

同樣這一天的門診，我看了一位從她國中時就開始照顧的癲癇女病人。記得最初幾年她因為不按時吃藥，晚上又常常打電玩而睡得很少，所以癲癇一直控制得不理想。事實上，她所罹患的是「青春期肌跳躍型癲癇」，這種癲癇如果能夠按時吃藥、避免熬夜，是很容易控制發作的；但當時她就是不合作，以至於常在早晨發生全身瞬間肌跳躍抽動，有時甚至有癲癇大發作，而跌倒受傷。最近可能年紀大一點比較懂事，開始按時吃藥準時上床，而癲癇發作也很少發生了。

上次陪她來就醫的男友問我，這種癲癇會不會遺傳給小孩子，這才知道男友的母親堅決反對他們結婚，而且還說他們如果執意一定要結婚，也不准生孩子，因為她不願意家人有癲癇。

這位準婆婆比專業的醫師更武斷，深信癲癇一定會傳給下一代，讓我心裡很難受。但這天女病人單獨前來看病，告訴我她最近一直睡不好，因為她發現自己的母親暗夜哭泣，怪自己沒有把她生好，才會讓她因為癲癇而遭受這種打擊。看著這位從俏皮、不聽話的小女孩變成滿臉委屈淚眼汪汪的青春少女，使我有種說不出的惆悵與同情。事實上我在美國二十幾年專門照顧癲癇病人的歲月裡，我也曾經為癲癇病人做過幾次仗義執言的倡議者，但台灣的癲癇病人比起美國的癲癇病人實在遭受到更多不合理的誤解與歧視。

最近一位已經快五十年沒有見過面的初中一年級的同班同學出現在醫院裡，才知道過去一直是健康開朗的他，退休不到一年就發現末期大腸癌。他在我們醫院接受了結腸造口術之後，生活品質改善不少，但在與醫師、家人討論後，他決定不再嘗試進一步的治療，而選擇住在醫院附近，常回門診接受安寧照護。每次在醫院碰到他們夫妻倆在餐廳用餐時，他們總是笑容滿面地與我閒談，這種面對生命末期的灑脫使我敬佩不已。

有一天，當我看到他太太一人在吃飯，就過去問了一句，「嫂夫人，您們最近還好嗎？」想不到她的眼眶一紅，淚水滾滾流下，緊接著她馬上擦乾眼淚，「他最不願意看到我流淚，我不能再談下去了。」等到我這位同學回座時，他們兩人又像我每次看到的若無其事談笑風生。

這幾件事情加在一起，我不覺想到行醫真的不簡單，我們所面臨的病人就像台灣俗語所說的「一種米養百種人」，我們怎麼知道他們對就醫、用藥、付費的看法？怎麼會有人對某種疾病會有這麼深的誤解、對罹患這種病的病人會有這麼不合理的歧視？我們怎麼能夠由病人或家屬的表情看到他們真正在想什麼？

這一連串的問題突然間使我想到，我們怎麼教我們的學生了解病人的想法？怎麼啟發社會大眾去除對疾病的不當誤解？怎麼學會從病人與家屬的表情看出他們的內心世界？

雖然我沒有答案，但我知道如果我們醫界繼續追求業績效率，三言兩語看完一個病人，我們將無法教好詢問病史與身體診察的基本功，而我們年輕的醫師將永遠無法學會這些「很難學會的醫道」。

於二〇一三年四月發表

老友，謝謝您給我上的課

一年前我突然接獲一位初中同班一年，以後長達五十五年沒再見過面的朋友來電，才知道他被發現罹患癌症末期，想到醫院接受治療（參見本書〈很難學會的醫道〉）。再次重逢，他告訴我非常不幸的就醫經驗，他在第二家醫院被告知有可能是直腸癌時，就回去請教看過他多次的第一家醫院的外科醫師，想不到這位醫學中心的外科教授居然不同意他有癌症，使他深感困惑不安，而在萬般無奈之下，才想起我這位在癌症醫院工作的老同學。後來他終於在本院直腸外科醫師確定診斷後，接受大腸造口，解除排便困難與腹痛，但因為已有多處轉移，所以建議進行化療。想不到老友居然以堅定平靜的口氣告訴我他的決定，「既然預後不好，不願再接受任何治療的『摧殘』，影響餘生的生活品質。」

不過，他做了一件非常奇特的決定，出院後他們決定在醫院提供家屬的宿舍長住下來，每天夫妻倆三餐都到醫院用餐，如此也方便他的追蹤就診，而且「哪一天病情開始惡化，也比較容易接受醫療照護。」就這樣子我們有時會在餐廳碰面，也有機會敘舊。

他告訴我，童年時中國大陸淪陷，當時，因為父親在家鄉的地位，成了中共的鬥爭對象，因此全家臨時匆匆決定逃難，輾轉到香港，幾年以後才到台灣，也因為這樣坎坷的求學過程，他上初一時，大我們幾歲，長得人高馬大，又戴著一副深度近視眼鏡，儼然是一位頗有威嚴的大哥。初一結束，我轉到另一班，而後大家就一直沒再碰面。想不到半個世紀之後再見到時，他已是白髮蒼蒼、視野茫茫、罹患絕症的老人，心中不覺一陣心酸。

以後在醫院幾次看到他的背影，最初步履遲緩，後來開始用雨傘當拐杖，接著變成兩手各撐一支雨傘，心中總會油然而生「沒有下一刻的人生」的感慨。同時我也注意到他的老伴日益憔悴，偶爾在餐廳碰到老友離開餐桌之片刻，她會偷偷流淚告訴我她的隱憂，但一等到他回到餐桌，又馬上強顏歡笑。她告訴我，既然已經決定不再進行化療或其他有機會根治的療法，病情的惡化是可以預料得到的，所以她不應該讓老友感受到她的恐懼。

不過，我注意到一件事，最初，他不只一次提到那位「醫學中心外科教授」，認為都是因為他未能早期診斷出他的直腸癌，導致今天的痛苦，但隨著病情的加重，他不再抒發其怨恨與不滿，漸漸地這話題不再出現，他漸趨平靜的心理轉變留給我很深的感觸。

終於有一天，我在餐廳碰到老友的夫人單獨來餐廳買餐食，才知道老友已經衰弱到無法從宿舍走到餐廳，之後我利用週末到宿舍探望他時，他夫人告訴我他在睡覺不便讓我進去看他，而在外面接待室與我談了一個多鐘頭以後，因為老友還在睡覺，只好告辭。未料再過幾天，他就因為出血的緣故，而住進了醫院，接受臨終照護。

他住院後，我每天下班前都會去病房探望，我看得出他非常高興看到我，握著我的手，但沒講兩句話，就很累很喘，而最後兩天大部分時間都一直昏睡。過世的當天，我下班前到病房看他時，他呼吸急促且不規則。我回到家後，不到一個鐘頭就接到護理人員告知他過世的消息。約十點時，他夫人來電告訴我他已安詳地走了，她謝謝我對他們的關懷，並告訴我她之所以現在打電話是因為，她怕等一下她需要與我談話時，會太晚吵了我的睡眠。但現在打了電話，也一時不曉得要說些什麼。掛斷電話，我悵然若失……。

半世紀沒再見面的朋友，突然出現，好像為的是要讓我有機會透過與他敘舊，來回顧自己的過去，而更重要的是，他讓我有機會前瞻，思考如何面對我們都無法避免的人生終點，如何心平氣和地走完全程。老友，謝謝您給我上了彌足珍貴的幾堂課。更感謝您，讓我有機會親眼看到病人與家屬因為醫師疏忽所造成的煎熬、痛苦與憤怒，使我對往後的行醫更加謹言慎行，同時也使我體會到，我應該善用老友的故事，來警惕醫學生，一定要學好仔細問診、身體診察的基本功，才不會因為自己的疏忽造成病人的悲慘後果。

於二〇一三年八月發表

一位智障病人的老父給我的啟示

幾天前，一位我照顧許多年的智障兼癲癇的病人回來看我，他的父親在門診與我所談的幾句話，一直縈繞我心，揮之不去。

病人是一位四十幾歲的男性病人，這幾年來因為家人無法照顧，不得已而長期住在一家收費不貲的安養中心，每三個月父親會到安養中心接他，推著輪椅走入診間。

幾年來不知不覺我與這位父親變成老朋友一樣，那天他突然提及，自己最近因為心肌梗塞裝了冠狀動脈支架，才開始意識到生命的無常，而希望能與我談這病人將來的照顧問題。

他深怕我會以為在他孩子的門診談他本人對生命的擔心，是在「浪費醫生的時間」，不過他認為事實上他所擔心的事與這病人的照顧是絕對有直接關係，所以希望我不要介意。

這位父親是一位退休多年的商人，他過去一直把照顧這病人的事一手扛下來，但最近因為發現有心臟病，才意識到自己已經七十幾歲，隨時都有可能會離病人而去，而開始思考自己百年之後，病人的照顧如何安排。

他說其他幾位子女都已經各自幸福成家，他不忍心要求哪一位接手，而他最大的困擾是，目前雖然用錢可以讓這病人繼續住在安養中心，但是一旦將來子女財產分家以後，又是誰負責往後的醫藥費支出。

這也勾起了我十五年前決定離美返台時的回憶，當時有些家屬知道我將無法繼續照顧他們的親人時，也有老年的父母與我提及類似的問題，他們在晚年時，才意識到自己最擔心的不只是孩子的病，而是他們的「將來」。

這同時提醒我醫師對病人的照顧，不只是要「全人」，有時也需要考慮到病人的「全家」。而當社會福利能照顧好這種弱勢族群，而讓這些人得到妥適的照顧，家人才得以放心出外工作，也才能使家庭經濟與社會生產力不受影響，因此對弱勢族群的福利制度是安定社會的基石。

然而，一般社會對智障病人的關心似乎著重於孩童時代的照顧，但這些病人過了三十歲以後，尤其是老年的智障病人，社福政策好像就遺忘了他們，而今天這病人的老父所擔心的就充分反映出這問題。而在回來台灣這十幾年來，我也看到台灣社會人與人之間基本上的「互信」正面臨嚴重的考驗。

社會上不少人利用「關係」，獲得不應該得到的殘障證明，而政府為了防範不當取得福利，訂出更嚴格的標準，反而影響當初制訂福利制度的初衷，使得真正需要幫忙的人無法受惠，而那些「有辦法的人」卻仍繼續遊走於法條間隙予取予求，導致面對病人的第一線醫療人員扼腕長嘆。

想來想去，最重要的，應該是我們整個社會如何能夠盡力去維護「互信」與「公德心」，而國民的就醫態度也不再是「不拿白不拿」，這樣才能節省健保醫療資源，而有餘力幫忙需要照顧的弱勢族群，也才能使醫學教育不致淪為「愛心關懷」的空談，卻因資源、制度的無法配合，使醫學生無從感受到弱勢族群得到照護的醫療成就感。

最近定下心來思考這十幾年來在台灣所看到的各種醫學教育問題，才發現自己居然把「社會大眾教育」看成一項重點。因為社會大眾對醫療的看法以及就醫的態度是影響社會醫療決策的重要因素。

我們常說，「什麼樣的人民就會有什麼樣的政府」，的確，我們首要的工作就是正本清源，要推動社會大眾的公德心，能夠明辨是非，我們才不會選出一些讓我們非常失望的民意代表與國家領導人，而影響政策的決定。

而醫學教育更不能閉門造車，一定要加強醫師的社會責任，同心協力改善社會大眾的就醫態度與人際之間的信任，並促成更人性化的福利制度，這樣才有可能培育出更關懷弱勢的新一代醫療人員。

想不到，病人老父的一席話使我想了這麼多，也幫我擬定了明天對醫學系二年級學生上課的重點，我將與他們多討論「醫師的社會責任」。

於二〇一三年十月發表

只問播種，休問何日發芽

幾年前在一次對某醫學院師生演講時，談到醫學教育需要用心培育醫學生的社會責任，突然心血來潮想起三十幾年前自己在美國神經科專科醫師口試時的一段往事。

當時我才開始擔任美國神經科專科考試口試考官，我的角色是「資淺考官」，另外還有一位哥倫比亞大學神經科名教授擔任「資深考官」，我們彼此十分投緣，合作得相當愉快。中午吃飯時他與我談起他投入甚深的「Physicians for Social Responsibility」（PSR，社會責任醫師團體）。他告訴我，這組織是由一位蘇聯物理學家以及美國心臟科醫師共同發起，他們的共同目標，是希望能夠抵制國際間核子武器競賽，以及大氣核彈試爆。

言談間關懷社會之情溢於言表，最後他誠懇地邀我參加這非常有意義的國際組織，「盡一份我們做醫生的天職」。我還記得當時回答他，我才剛踏入醫學院的教員行列，當前最重要的是要做好研究、教學、醫療，希望能從助理教授慢慢爬升學術生涯階梯，有一天，當我升上教授以後，我一定會加入這個有意義的工作，不會辜負他今天所給我的啟蒙。

想不到他竟以十分失望的表情對我說，「如果每一個人都要等到自己學術有成，才想替社會做事，那就太慢了，可能已經有很多原本可以避免的災害，在我們的自私心態下，錯過了可以挽救的機會。」

後來我也在網站注意到，這個關懷社會的國際醫師團體，因為「反核國際醫師團隊」的成就，而得到一九八五年的諾貝爾和平獎，同時這幾年來他們這組織也由關心核災，擴大為關心環境與健康、地球氣候變化、以及重視化學物質對環境的破壞汙染等問題的倡議者。想不到這早就褪色的記憶，竟在當天演講時突然浮上心頭，而忍不住與聽眾分享這段陳年往事，並坦承事隔多年，想起這事仍感到萬分羞愧。

最近到費城參加美國醫學院學會年會時，與一位曾經來台介紹「敘事醫學」

（narrative medicine）的哥倫比亞大學教授一起共用早餐。這位教授兩年前幫忙我們獲得美國醫學院學會所出版的《未來醫師的行為與社會科學基礎》的中譯本版權，所以我想利用彼此都來開會的機會，當面送她台灣剛出版的中譯本。

我們兩人也有一段時間沒見面，她十分關心我們在台灣有關醫學人文教育所做的努力，她也談及最近洛杉磯國際機場所發生的槍擊案，而對美國國會遲遲無法通過槍枝管制法令表示失望，由此談到我們專業人員對社會應具有的責任。這使我聯想起當年勸我加入PSR的神經學教授。

突然間，我想到當時這位教授任教於哥倫比亞大學醫院，而眼前的這位朋友也正是長久任教於同一所大學醫院，於是，我就與她談起過去這段未能參加PSR的憾事，並提到這幾年來一直無法想起這位神經科教授的名字，但很希望與他有再次見面的機會。

想不到她眼睛一亮，「這一定是XXX」，當她講出這名字時，我全身像觸電一樣，「絕對沒錯，就是他！」因為，我只記得這位神經科教授的「姓」與「名」

都是美國人常見的，而她講的姓名正符合這特點。

不過我也十分好奇，忍不住問她為何一下子就叫得出這名字，她告訴我ＸＸＸ向來講話非常直率，而且是眾所周知的熱心PSR神經科教授。

我說他現在應該已年過八十，早就退休了吧。果然是已退休多年，不過她說，她偶爾還會與這位教授在醫院碰面。接著，她主動告訴我，下一次見到ＸＸＸ時，她一定會轉達我的心願，「我相信如果他知道你目前在台灣所做的一切，一定會非常欣慰的！」

在回台的飛機上，這件不期而遇的偶然一直在我腦海盤旋。突然間，我想到如再有機會見到這位老教授，我的第一句話將是，「我們做老師的，應該只問播種，休問何時發芽，因為當時的我雖然讓你失望，但三十年後，你說的話與失望的眼神，還是影響了我。」

於二〇一三年十二月發表

失之東隅　收之桑榆

幾天前我的電腦隨身碟發生故障，一年來正在處理的一些資料、寫作、演講都放在這隨身碟，而自己竟然大意到沒有備份在硬碟裡，如果沒辦法救回，勢必會影響目前許多工作，心裡真的非常著急。

經醫院資訊部同事幫忙，將這隨身碟送往一家饒有名氣的科技公司，尋求最後的一線希望。隔天同事來電告知，如果全部資料都能拯救回來，該公司索價一萬多元，而如果失敗，需要付五百到一千元的「檢查費」，當時也別無他策，就與電腦公司簽了同意書。

他們很努力地嘗試各種辦法，三天以後，他們發現只能拯救少部分資料，所以我與同事一起到那邊驗收，結果發現只有零星不到一成的資訊救回來，而大部分的重要文件都已付諸東流。這對我而言，實在不值得花一萬多元，因此我決定只支付彼此講好的「檢查費」，而不願意為了這點殘缺不全的資料付出高額代價。

想不到這家科技公司一位文質彬彬的主管很含蓄地問我，「你們做醫生看了病人，雖然沒有辦法把病治好，但你們還是要向病人收費，以補償所付出的心力。我這電腦公司雇用這麼多員工，而其中這幾位員工為了你的隨身碟花了很多功夫，嘗試各種不同方法，但因為失敗，顧客就對他們的努力不給予報酬，似乎也不太公平。」他說，雖然他們的努力成果未能達到顧客的要求，但說實話這也不是他們的錯，而顧客不給員工所付出的努力一點報酬，做老闆的心裡也很過意不去。他問我是否同意，為這些救回來的部分資料酌付六千元。

我當時著實愣了一下，因為從來沒有人以醫師與電腦業者的專業服務相比擬，而一時為之語塞。

這位主管的話有如當頭棒喝，因為我常認為，醫師最大的挫折，就是社會大眾往往以「成敗論英雄」來決定我們是否已經盡力，殊不知有些病人所罹患的是我們迄今仍無法治癒的惡疾，而醫療團隊盡了最大努力，但病人仍然不治時，卻有時還要承受家屬將內心哀傷轉為憤怒不滿的投射，所以我常會勉勵年輕的醫師與醫學生，「失敗是無法避免，但如果我們已經盡了最大的努力，而且也讓家屬感受到我們的誠意，我相信，他們雖然在親人離世的瞬間無法接受事實，我們還是應該學習了解、體諒、接受。」

我常與學生說，我在美國時照顧的病人很多，而耶誕節常收到許多病人與家屬的問候，但最讓我感動的往往是已經過世的病人之家屬寫給我的耶誕卡片，因為他們對當年醫療人員照顧摯愛家人所表達的感激，隻字片語都使我感動莫名，而深感醫生這行業實在是非常有成就感的理想職業。

但是今天這位科技公司主管對我所說的話，卻使我突然警覺到自己一直覺得醫師這個職業，是以成敗論英雄的「受害者」，但是曾幾何時，今天自己的表現，卻顯然無異於「加害者」；也因為易地而處，而更能夠體會別人的感受。因為這位科技公司主管的幾句話，使我有機會重新思考醫師的定位，也同時反省自己待人接物的態度。

更讓人意想不到的是在我只付了「檢查費」的兩天之後，這科技公司的祕書打電話告訴我，他們主管決定把他們所拯救回來的隨身碟資料免費送我，這更使我感到震撼不已。

我不得不承認，我今天隨身碟出了問題，使我警覺到過去這般粗心，沒有將隨身碟資料定期儲存在硬碟，實在是自己個人的錯誤，但做夢也想不到在自己擔心將如何面對喪失重要資料時，竟然會冒出這位科技公司主管與我的對談而引起我的反思，而今對方竟然有此雅量，免費送我他們雖然未能成功地令人滿意、但卻是下了功夫的努力成果。

突然間我領悟到，雖然我已無法挽回大部分的寶貴資料，而在往後的幾個月將面臨許多工作上的困難，但這不幸的遭遇卻喚醒了我差點喪失的「醫者的謙沖」，而這才是真正的「無價之寶」。

「失之東隅，收之桑榆」，連日的沮喪瞬間煙消雲散……。

於二〇一四年一月發表

由註生娘娘的謝恩談起

一年多前二媳婦到舊金山機場接我，在開車回家的路上，性格爽朗的她問我說，「爸爸！你是醫師，我想請教你一件事。我們已經停止避孕，但一直沒有懷孕，不知是否應該去看不孕症的醫師？」我問她停止避孕已經多久？她回答說已經六個多月，而且彼此都滿正常，但好像都還無法受孕。我當時安慰她，很多年輕人避孕很久以後，一旦想要有小孩子，常常並不是馬上就可以懷孕，所以再看一段時間，再決定是否有必要看不孕症專家。

我看這對年輕人對工作都非常投入，所以我勸他們生活放輕鬆些，也許不久就能自然懷孕。但回台以後，與本身也是醫師的內人談起這件事，我們竟不約而同地想到，也許我們應該像過去抱孫心切的父執輩，到龍山寺註生娘娘那裡祈福。

差不多九個月前，老二在越洋視訊中，興高采烈地告訴我們太太懷孕的好消息，而七月初，我們接到清晨的報喜，母子均安。在視訊的影像看來男嬰非常健康漂亮，全家一片歡欣。幾天後，我也欣然陪同內人，專程到龍山寺謝恩。當我默默地與內人站在註生娘娘佛像前謝恩時，突然間想起一件非常難忘的回憶。

一九七八年年初，我個人由美回台省親時，家母知道我家老大已經快五歲，我們很想要再有第二個小孩，但好像一直都沒有聽到我們的好消息，所以她老人家主動提及，要我與她一起去龍山寺許願。

當時我百般不願意，因為我與內人都是醫師，覺得這是很可笑的舉動，而且我們這幾年都住在美國，本想對她老人家開玩笑說，註生娘娘恐怕也管不到美國那麼遠的地方，但看她一臉殷切誠懇的表情，話到口中就吞下去，因為實在無法拒絕她的好意，所以就陪她老人家到龍山寺註生娘娘這裡焚香禱告。

想不到，隔天當我從台北到員林拜訪我岳父時，他老人家居然也邀我一起到百果山的廟裡去拜拜，當時我也沒問清楚，結果一到廟裡，才發現他竟然也是要去祈福，讓內人早日如願生第二個小孩。當時心裡有說不出的詫異，真想不到，身為醫師的他居然也會相信這種「怪力亂神」。

更想不到的是，當我回到台北時，與我們一起在明尼蘇達大學醫院進修的過去醫學院同學、耳鼻喉科劉醫師越洋打電話到台北告訴我，在我離美以後，內人就因為感覺不適，而在他的幫忙下看了醫師，才知道她竟然已經懷孕了。

記得那瞬間，我深感這是多麼奇妙巧合的事。

當我母親、岳父邀我一起到廟裡祈福時，其實內人已經懷了孕，而這生下來的就是我們家的老二，也正是三十幾年後我與內人站在龍山寺同一尊註生娘娘面前謝恩的新生嬰兒的父親。

幾個星期以後，我們來到美國探望這喜氣洋洋的小家庭，心中有莫大的興奮與感懷。雖然我們夫妻倆都是醫師，且長年住在國外，但我們還是無法揚棄文化對我們的影響，曾經因為不忍違逆母親與岳父的好意，而求神拜佛，如今我不禁自問，當我們要向這對喜獲麟兒的「新科父母」告知我們對神明的謝恩時，他們會有怎麼樣的反應。想不到，當我告訴他們我們所做的這種「荒誕無稽」的民俗行為時，這對從小生長在美國的初為父母的年輕夫婦竟是一副感激的眼神，毫無我所擔心的輕蔑反應。

這兩星期的度假，我們也探望了住在中西部的老大，全家四口其樂融融，而在舊金山轉機返台前，又來看看老二這剛剛滿月的新生孫子，心中頓時充滿感恩。想起自己父母過去對我們的關愛，以及現在兩個兒子的幸福家庭，心中深感自己何其有幸，而突然想到，如果每一個人都能因為慶幸自己的幸福，而激發出愛心，想把這種幸福傳給需要幫忙的人，讓幸福像接力賽跑一樣，綿綿不絕地繼續傳播給別人，這世界將會多美！

謹以虔誠感激之心，激勵自己包容尊重他人的文化背景與宗教信仰，並積極地對需要幫忙的人伸出援手。同時也容我將這份許願做為我對這新生孫子的祝福！

於二〇一四年九月發表

向退休之念暫說聲再見

一九九八年回國時我五十四歲，希望能夠在還能工作的最後十年回來替台灣做一點事，同時也希望能與家人共同陪伴當時已屆九一高齡的父親。二〇〇八年父親過世時，除了喪親之痛，也經歷了一陣內心的掙扎，因為當時正好即將步入一般人的正式退休年齡六十五歲，而這也正是當初離美返台時，與小孩們約好「解甲歸田」，回美共享天倫之樂的時機。想不到一拖再拖，直到今年過了七十歲生日，突然間一種非退休不可的念頭湧上心頭。

事實上，我一直深信醫師這行業，年齡不一定是絕對的退休標準，因為有些人年紀輕輕就因為健康或想法的改變而轉換跑道，但在職場上我們也不乏七、八十歲的醫界前輩仍然樂此不疲，並且因為經驗智慧的累積而寶刀未老。事實上在我的工作環境，就有幾位同事年紀比我大，而仍每天精神奕奕地執行醫療業務不遺餘力。

百思不解之下，一個半月前，我請了兩星期的假，與內人到美國探訪兒孫，歡享天倫之樂。這段期間我沒有一天穿過西裝或皮鞋、打過領帶、設定過鬧鐘，而輕鬆地「實習」了退休生活。這才發現，我還有好多在台灣的夢尚未實現，同時也意會到，許多退休以後想做的事，也並不一定要等到完全退休才能開始。

在這閒雲野鶴的日子裡，我想起了兩位醫師學者給我的啟示：

二〇〇九年一對高齡七十九歲的克魯士教授夫妻檔應邀來台舉辦有關「醫學專業素養」的工作坊，他們的現身說法使我這即將年屆「退休年齡者」看到了一線曙光。先生李察（Dr. Richard Cruess）是加拿大麥吉爾（McGill University）大學骨科主任教授，曾擔任麥吉爾大學醫學院院長十多年。太太希爾維亞（Dr. SylviaCruess）是同一個醫學院的內科內分泌學教授，而後當上大學醫院的醫學部主任多年。他倆在六十五歲那年，雙雙卸下行政責任，到美國及英國進行教授休假進修，一年後決定邁向一個新的里程碑，繼醫療、行政之後，以「醫學專業素養」的教學，展開「第三個生涯」。近二十年來，他倆一起在麥吉爾大學開創了別出心裁的課程，並四處講學，給醫學教育帶來重大的影響。

二〇一〇年我應時報出版社的邀請，與許爾文・努爾教授（Dr. Sherwin Nuland）在全國書展有對談的機會。這位美國的名醫師作家是耶魯大學外科教授，寫過好幾本暢銷書，而國內也有好幾本中譯本的問世，如《死亡的臉》、《生命的臉》、《沒有終點的旅程》，以及這次書展所推出的《醫魂》。

在私下談話中，我提到家父活到一百零一歲的高齡，而他當時已經八十歲，他就告訴我，他所觀察的生命老化現象，鮮少是持續地直線下降，他說很多老人在健康出現問題後，跌到谷底後都會慢慢回升，但可能無法恢復到病發前的狀態，就這樣子起起伏伏，但每次轉折回升的谷底點好像是愈來愈低。接著他語重心長地說，他只希望自己到某一個定點，就急轉直下，終結他燦爛的一生，但在那之前，他絕不輕言完全退休。言猶在耳，想不到他今年三月竟以前列腺癌過世，希望他生前沒有經歷太多的起伏……。

這兩位知名學者都在我年屆六十五歲前後見了面，也使我不由得打從心內發出慨嘆：正在自己舉棋不定的關鍵時刻，我何其有幸有這兩位睿智的前輩現身說法，使我更深信，「年齡」不應該是退休的絕對標準。

休假結束後，我靦腆地告知工作單位的主管自己的心路歷程，並表明明年按原定計畫離開這幾年來專心投入的醫學教育評鑑工作，但之後留在台灣，繼續門診看病與病房教學的工作，並在大眾就醫態度以及醫學人文教育繼續盡力，並找時間定期回美探望成長中的三個孫子。

希望這決定使我漸漸接受自己的老化，但我在往後行醫教學之路，一定自我警惕，絕不讓自己成為「戀棧的老賊」，而犧牲病人的照顧成效或學生的教學品質。同時我將謹守我的原則：我要追逐的不是大家都可以看到的「成就」，而是要找到自己可以感受到的「成就感」。

於二〇一四年十月發表

病人是看機器還是看醫生？

最近在某一教學醫院做例行的醫學生床邊教學，而隔天在門診聽到一位病人的就醫經驗，心裡有很大的感慨。

這次床邊教學時，學生報告一位六十幾歲的家庭主婦，六個月來因為持續惡化的頭暈、走路不穩、說話咬字不清，而進出醫院多次，接受多種檢查，後來因為核磁共振的追蹤發現小腦萎縮，而進一步進行多種特別的生化免疫檢查，最後懷疑是癌症有關的神經學症候群。

學生提出了一大堆檢查數據和影像結果，但卻對病人的症狀與神經學檢查不太清楚，並且對臨床的問題與檢查的結果也說不出合理的相關性。讓我不覺自問，這樣的臨床教學與學習真的可以培育出能夠了解病人的問題及痛苦，並能有效率地追求正確診斷與有效治療的醫生嗎？

臨床醫學教育的基本功是要能夠學到如何詢問病史以及執行身體診察，才能決定鑑別診斷，並在必要時，學會如何利用科技檢查，迅速得到正確診斷，但今天快速發展的高科技不知不覺取代了醫生的「望聞問切」，而影響了臨床醫學教育的品質，長此以往，我們將只能訓練出根據症狀就開單子送病人做檢查，但無法了解病人感受的「醫匠」，這樣子的行醫與生產線上的組裝工人又有何異？

隔天我在門診看了一位六十幾歲的家庭主婦，因為腰痠背痛而前來就診。她對自己的症狀描述得十分清楚，但詳細的神經學檢查並沒有看出腰椎或薦椎神經根受到壓迫的徵候。她一聽到我沒發現神經學不正常現象時，就主動提出，她發現工作壓力越大時，她的症狀就越明顯，而問我這是否來自於心理方面的不適。

經過一番討論以後，病人也同意自己的問題可能與壓力有關，決定不再四處求醫，胡亂投藥，而願意嘗試改善自己對環境壓力的適應。

接著她說，一個月前她曾在某醫學中心看了一位神經內科醫師，這位醫師一聽她說腰痠背痛，也不做任何身體檢查，就二話不說，安排她去做肌電圖檢查和腰部X光攝影。她雖然做了檢查，但卻未回去看結果。後來她有一次陪伴家人來門診看我，而後就安排了這次的門診。

臨走前我說，既然健保已幫妳付了檢查費，而妳也忍下了檢查所帶來的痛，但妳卻一直沒回去看醫生問檢查結果，實在是匪夷所思。想不到她的回答竟然是，「一個連問我幾句話或檢查我一下都沒有，就安排我做這做那檢查的醫生，我怎麼會相信他？」

雖然我相信這兩天所看到的這兩個現象，絕非代表大多數的醫學生或醫生，而且病人的轉述也可能與事實有出入，但冰山一角，也使我不由得開始對台灣臨床醫學的將來感到憂心。

過去沒有高科技檢查的時代，我們看病人至少問診、身體檢查都會好好做，然後有必要時，才會訴諸於實驗室或影像檢查。曾幾何時，我們居然有這病人所描述的這種行醫方式，也難怪健保今天會面臨這麼大的財政危機，而更遺憾的是，我們花了更多的財力、物力，但並沒有得到更好的醫療品質或社會對醫療界更高的信任。同時這種醫療態度也嚴重影響到下一代醫師的培育，言教不如身教，當學生看到老師們看病方法是如此地「講究效率」，他們將不可能學會用心詢問病史以及做好身體檢查的基本功。

然而，這問題的產生也並不只是醫師單方面應該負責。健保制度對門診給付嚴重偏低，而又無法合理掌握昂貴高科技檢查的必要性，亦是難辭其咎。

而更嚴重的是，在這種給付制度下，醫院經營制度鼓勵醫生多看病人，以量取勝，同時又浮濫使用高科技檢查，以補償未能做好問診與身體診察，而社會大眾又因為媒體對各醫療院所「軍備競賽」的誇張報導，而迷失於高科技檢查。這樣繼續下去，「病人是看機器，而不是看醫生」的態度，將嚴重影響台灣的醫療品質與臨床醫學教育。

我衷心希望政府主管醫療與醫學教育的單位以及民眾能及早正視這問題的嚴重性，而採取有效的對策。

於二〇一四年十一月發表

老年失智的夢魘

由洛杉磯飛往堪薩斯城的機上，一位喝了兩瓶酒，面帶微醺的鄰座乘客問我做什麼工作，一聽我說是神經內科的醫師，就問我醫學上對阿茲海默症是否有最新的突破。接著主動告訴我，他是因為住在紐約的七十八歲老母要搬家，所以要專程飛往紐約幫忙。我以為他母親一定是因為有失智的問題，他才會那麼關心阿茲海默症。想不到話匣子一打開，才知道他母親是退休的小學老師，頭腦十分清楚，倒是他自己才五十三歲，但因為離婚，又沒有小孩，最近一直擔心將來年老以後，如果罹患失智症怎麼辦？

這人「酒後吐真言」，竟然道出時下大家所擔心的「老年失智」？

剛好這次旅行隨身帶著友人最近所送，劉銘與劉鋆兄妹一起編寫的《忘記書》。作者為了紀念他們罹患阿茲海默症過世的老父，以獨具匠心的手法先以父親第一人稱的筆法寫下幾篇有關父親過去的人生，由東北到北京，而後因為抗日、國共內戰，到了四川，又回到北京，最後輾轉到了台灣。接著再以親友（妻子、兒女及其同學、媳婦、孫子以及學生）各自寫出的追憶，編輯成一本文字精簡、編排新穎的好書，令人讀來恍如看到他們全家幾十年來所度過的時光，而從中體會到面對摯愛的親人罹患失智所發出的不忍。從這些文章我們才更能了解，照顧失智老人並不只是醫療方面，更不容忽視的是家人因為照顧這樣的「家有一老」，而影響到他們的工作、情緒、健康以及其他社會問題。

老先生的髮妻，緣於他在山地鄉學校任教時的師生之戀。在書中，她以「我多麼希望，忘記這一切的是我，而不是你」為題，寫出一篇感人肺腑的追憶，特別是其中的這段話：「我真的沒辦法只是把我的先生看成是一個『病人』。我所受的短暫教育、我所理解的有限人生知識都沒有教過我，如何去面對我最親密的人是一個失智的人。如果他什麼都不記得了，那麼我對他的意義是什麼呢？過去的一切又算什麼呢……。」

媳婦提到她與妹妹曾經自問，在老年時，像她公公（爺爺），身體健壯但喪失記憶，或像她們自己的父親，腦筋清楚但身體衰弱，哪個比較好？最後她提到：「那一剎那我和妹妹的問題有了答案。或許爺爺自己也並不想用這麼長時間失智來跟孩子們告別的。他的存在與這樣的活著，對每一個親人是有不同的意義的。」

兩位作者，兒子說：「……或許有一天爸爸會『忘了我是誰』，忘了一切我們共有的美好回憶，想到這裡，眼與心一併酸了起來。但轉念一想，那又何妨？只要我記得他就好了。」女兒說：「大多失智的人都不知道這是一種病，家人也通常是在病症嚴重的時候，才會開始正視這種問題。」因此在書的最後，他們提供了有關失智症的文獻與網站。「如果這些知識和嘗試，能對家中有失智老人的讀者有一點點的幫助，那麼就是這本《忘記書》的最大意義所在了。」

更讓我感動的是女兒的先生，一位我很敬佩的文化界人士，以「失去擁有，擁有失去」為題作序，寫下：「……另一種觀點，劉樹田先生或許在晚年逐漸失去他原所擁有的，但最終卻巧妙地讓子女能擁有多於他原所失去的。」我咀嚼良久，不覺慨嘆，人生就是要有這種睿智，能以智慧接受無奈，以灑脫取代不忍，才能快活無憾地過完不可能完美無瑕的人生。

在機上一口氣看完這本書，放下書閉上眼睛，浮上心頭的竟然是：下一次當我看到病人或友人即將失去心愛的人，我會以這本書最後的這一首詩，送給他或她：

離別的時候
重要的不是要知道另外一個人去了哪裡
是在西方或者天堂
而是要知道　把我跟你們維繫在一起的情愛中
彼此有多少份量
重要的不是彼此相距的距離
而是我們過往的好　在你我心中的回憶
是不是一種剛剛好
剛剛好　所以不必日夜思念

請　拾起你們濕熱的眼淚
放開你們的手　任我飛翔……

於二〇一四年十二月發表

失而復得又再得

上個月從舊金山飛往芝加哥參加美國醫學教育學會年會，在飛機上寫了一篇文章，存到隨身碟，結果就寢時發現隨身碟不見了，整晚翻箱倒櫃，就是找不到。不覺想起過去曾因隨身碟資料沒拷貝而得到很大的教訓，真沒想到這兩三個月來，事情一忙居然又忘了拷貝，而最近一些上課、演講、寫作的資料，以及從電子郵件下載的重要文件全都存在這隨身碟，萬一真的沒有辦法找回來時，真不曉得往後日子怎麼過。

滿腦子的「如果找不到的話……」，使我徹夜未眠。隔天突然想到，與其擔心找不到這東西的後果，不如轉換自己的心境（mindset）：「如果我能夠找到的話……」，就這樣子，心神才慢慢安定下來。

兩天後，在會場見到了一對已年屆八十，仍致力於醫學教育的加拿大醫師教授夫婦。在閒談間聽到我正為遺失隨身碟而煩惱，先生安慰我說：「奇蹟有時候會發生的。」我說已經在三天前填了航空公司申報遺失的表格，但仍然石沉大海。他的夫人又補了一句：「但是奇蹟並沒有承諾一定會早到，事實上真正的奇蹟往往是很慢才出現的，你一定要有耐心。」

雖然我也知道這只是好友善意的安慰，但這句話好像讓我吃了一顆定心丸，而開始利用最近正學習的調整呼吸氣息的「正念」（mindfulness），讓自己心情慢慢平靜下來。這也使我聯想到美國醫學教育大師，威廉．歐斯勒（Dr. William Osler）所提出的「equanimity」（寧靜），他認為這是做醫師非常需要的修養，「在任何情況下都保持冷靜與專心，是暴風雨中平靜，是在重大的危急時刻保持清晰的判斷。一個醫師若不幸少了這種特質，動不動流露出猶豫與焦慮，隨時碰到緊要關頭，徒然顯出慌亂，拿不定主意，很快就會使人喪失信心。」這幾天就利用這機會積極練習「正念」，而頗有心得。

離開芝加哥那一天，我提早幾個鐘頭到機場，辦完托運行李的手續後，直奔航空公司的失物招領辦公室。正如我所料的，他們要我填表，我說三天前已經填過，但沒有下落，接著這位先生就潑我冷水，如果三天都沒得到回音，就表示所遺失的東西並不在飛機上，或者人家撿到也沒有送到他的辦公室。我告訴他，我為了這一線希望，故意提早到機場，懇求他讓我在上機之前，有機會與這幾天負責蒐集遺失物品的工作人員談話。最後他經不起我再三要求，就幫我接了電話與負責的同事通話。在我鉅細靡遺地描述隨身碟的形狀、顏色以及鑰匙鍊裡所附帶的辦公室鑰匙的顏色與形狀之後，電話另一端突然問我，是不是有一個購物中心的塑膠牌子連在一起，我突然間眼睛一亮，因為我的確有台北家樂福的卡片。接著她問我隨身碟的記憶多大、是否有某種宗教信仰的護身符，一時使我為之氣結。

說實話我根本不記得我有護身符之類的東西，但我鼓起勇氣告訴這位小姐，與其繼續在電話中拷問我，能否讓我看一下這東西，就知道這是不是我的。在電話的另一端回答說，那可要等到她能找到同事代理工作，才有可能出來見我。等了將近二十分鐘，終於看到一位漂亮的小姐姍姍來遲，手中拿的正是我這幾天魂牽夢縈的隨身碟。

這女孩一看我的表情，二話不說就把它交到我手上，也不要我簽名，就趕回她的辦公室。我一時愣在那裡，全身上下有一種從未體驗過的觸電感覺，而從沒有宗教信仰的我，此時居然對這幾天祈禱的對象發出由衷的感激。

從芝加哥到舊金山再轉機回台北的漫長航程中，我第一件事就是先把隨身碟的檔案全部拷貝到硬碟，接著我開始思考，人生像這種失而復得的機會並不多見，但我在失而復得時，更發現這幾天自己因此學會了如何轉換心境的祕訣，學會了如何於慌亂中找回「寧靜」，而這可能遠比找回了隨身碟對自己的專業工作以及人生態度更有意義。我何其有幸，失而復得又再得，找到這意想不到的收穫。

人生就是這麼充滿驚奇，再怎麼糟也不要輕易放棄希望！

於二〇一五年一月發表

醫病體認的更上一層樓

幾星期前到新加坡參加一年一度的亞太醫學教育學會年會。第一天發表演講以後，朋友注意到我聲音很喘，自己卻一點也不以為意。但當晚開始惡夢頻頻，全身出汗，而隔天就起不來。下午勉為其難，到會場聽了一場演講，再也撐不下去。內人打電話給新加坡國立大學的多年好友魏教授，而在他倆夫妻的堅持下，我被送往新加坡國立大學醫院急診處就醫。

想不到體溫一量就是攝氏三十九點四度，而幾分鐘後就飆到攝氏四十度，接著全身畏冷發抖，X光發現右下肺葉肺炎，馬上開始靜脈注射抗生素，並辦理住院。醫師認為這種情形，我不可能按照原定計畫回台，思之再三，只好打電話回國，請祕書通知隔天門診約好的病人改期，並請同事為藥物接不上的病人開藥。在這人地生疏的環境病倒，才深深體會住院病人的不便與痛苦。

隔天醫師告訴我，他們可以了解我希望早點回台的心願，所以他們打了一天的抗生素以後，即改為口服，同時開始每六小時給我退燒藥兩顆，如果可以在往後二十四小時都不再發高燒，我就可以登機回國。

我心裡非常感激他們體貼病人而做出如此權宜之策，但當我服用了第二次退燒藥之後，我開始擔心這相當於普拿疼每天四千毫克的劑量萬一引起肝臟傷害，就實在太不值得。但當時主治醫師已經下班，於是思之再三，覺得自己本身也是醫師，我的擔心也是合理，決定與護理人員據理力爭，拒絕繼續服用這大量的「預防性」退燒藥。

隔天一早教授回診後，認為情況穩定可以讓我出院，趕到機場順利登機。想不到傍晚到了桃園機場，居然被衛福部的檢疫站測出體溫異常，被叫到旁邊，再以耳溫槍證明體溫超過攝氏三十八度。

我將醫院給我的罹患肺炎，目前仍在服用抗生素的醫師證明給他們看，並說，我已與我的醫院同事聯絡過，將於隔天下午到醫院就醫。想不到，隔天一早就接到衛福部來電，提醒我一定要去醫院繼續接受治療，對這些捍衛國門的衛福部護理人員的敬業態度，真是由衷感佩。

下午回醫院看了平常照顧我的同事，她建議我住院完成靜脈注射抗生素的全部療程。但自己因為前幾天住院深感不便，最後決定白天到醫院接受兩次每隔八小時的靜脈注射抗生素，而最後一劑改以半夜在家口服。就這樣子在化療病房以及急診處護理人員的幫忙下，完成了整個療程。

想不到在最後一天的靜脈注射抗生素時，負責的護理人員竟然問我是否忌諱她替我祈禱。接著她說：「主啊！感謝祢引導賴教授從新加坡生病以來，順利回台在我們醫院繼續治療⋯⋯。我現在就要拔出靜脈導管，結束這幾天來的抗生素治療。阿門！」看著她以虔誠的禱文配合純熟的動作，我有說不出的感動，雖然不是教徒，竟情不自禁地隨聲附和「阿門」。

年假過後，身體完全康復，如常上班看病。雨過天青，才更了解病人的感受，而有以下的感觸：

回國後的最初幾天，一方面以病人身分接受治療，一方面在醫院處理出國期間積壓的工作。才驚覺到有些自己平時非常重視的事，這時竟會覺得，「這有什麼要緊？」而讓我領悟到判斷一個人的「敬業精神」，絕不可罔顧當事者的身心健康狀態而貿然遽下判斷，也同時對生病的人有更深一層的體認。

自己長年行醫，想不到竟從沒經驗到住院對病人有多大的不便，尤其是在國外生病，更體會到當醫生生病而沒有享受到「特權」時，才更了解病人就醫之苦，同時，在這「落難」之際，才有機會感受到醫護人員照顧病人的貼心。同時有機會在癌症化療門診與急診處接受注射治療時，才更感慨，自己所得的是幾天抗生素療程就可痊癒的病，與癌症病人比起來是多麼幸運。

突然間若有所悟地，喃喃道出「浴火重生」的心願：這場病倒異鄉的經驗，使我更了解病人的感受，我因自己的幸運康復而心存感恩，將以更虔誠的心，為比我不幸的病人服務。

於二〇一五年四月發表

人生的最後一程

這幾週因兩位親友步入人生的最後旅程，使我有機會更深入地思考生死。

一位比我大十二歲的堂姊夫四年前獲知罹患肝癌後，接受栓塞、開刀、放射、化療，而享有非常理想的生活品質，直到最後這幾個星期，才因腫瘤侵入下腔靜脈，四處轉移，引起頸脊髓受到壓迫，導致四肢癱瘓。相信他看著自己身體狀況急轉直下，一定有難以名狀的恐懼。

有一天我去看他，他萬念俱灰地對我搖頭說，「真不甘願，但要勇敢，沒有用了。」一時不知如何以對，竟迸出「不要這麼說，你一生這麼成功幸福，如果要說『沒有』什麼，你應該說這一生『沒有遺憾』。」他突然眼睛一亮，對我笑了，說了一聲「無憾」。

病情急轉直下的這幾天，長年住在國外的兒孫陸續趕回來看他。兩對兒子與媳婦回國後，晚上都輪流在醫院照顧他。我告訴他，他實在真有福氣，令人羨慕。這幾天他聽著放在耳邊的佛經錄音帶，心中漸趨平靜，似乎再也看不出對即將步入終點有所恐懼。

他有充分的時間交代後事，並對來訪的親友感恩道別。最令我感動的是，有一天，堂姐打電話告訴我，她先生是個粗人，一生從來沒有對她說過什麼恩愛的話，但昨晚她要回家時，他居然告訴她，「你是我一生最愛的人！」讓她哭了一整夜。

最近走入病房探望他，有時因為按時靜脈注射止痛藥而在安睡，有時安詳微笑地與我打招呼，再也看不出有任何焦慮與恐慌，而這正是我們在癌末病人的安寧照護所希望達到的理想境界。

一位中學的摯友幾星期前告訴我，他罹患肺癌的女兒，兩年多來在波士頓哈佛醫學院的醫院接受各種不同的化療，但都沒有起色，而最近發現腦部多處轉移，情況十分嚴重，醫院建議安寧照護。家屬失望之餘，希望能夠讓她回來台灣度過人生的最後一程。由於病人與家人都對病情十分清楚，同時也因為篤信佛教的關係，雖然深知面對的是一場打不贏的仗，但內心都充滿平靜。倒是當我發現這位年輕的病人與我的大兒子是同年出生時，心中竟有說不出的震撼與不捨。

陪這病人全家由美國飛回台北的一位醫師朋友告訴我，他記得二十幾年前家母過世時，我曾與他分享過一首我翻譯的英詩〈她來了〉，令他非常感動。他希望能在這幾天裡與病人的父母一起讀這首詩，同時也要我一併寄上英詩原文，好讓這次與病人一起回來的小留學生同學可以唸這首詩給病人聽。

隔幾天。病房電話通知我，病人終於離開人間，不覺自己坐在書房裡。低吟這首詩：

她來了

我站在海岸邊／看著一條小船揚著白帆乘著清晨的微風開向海／她是美的化身，我佇立凝視著她／直到她消逝在水平面的剎那，有人說「她走了」／走到那兒？只不過是從我的視界消失而已／看不到她的是我，不是她／而當有人說「她走了」的瞬間／有人在彼岸看著她出現／而大聲地歡呼「她來了」／這就是由生入死的過程。——哈立．荷蘭突然間，我對無法逃避的人生最後一程若有所悟：我們不應該追求遙不可及的長生不死，而目標應是「無憾」、「無懼」、「感恩」的意境。對逝去的親友，不應為「她走了」而不捨，而要為「她來了」而歡呼。

身為醫者，應深入思考今日高科技帶給生命何時畫下句點的困擾。在此，我謹翻譯葛文德醫師出版的新書《Being Mortal》最後幾句發人深省的話來結束本文：

「如果人類是有極限的話，照顧人的專職人員與機構，從醫師到養老院，都要幫忙人們與這些極限奮戰。有時我們能夠根治，有時只能幫忙，而有時連這都做不到。但不管我們能做什麼，我們的治療以及它所帶來的危險與犧牲，只有在我們能因此而完成病人更大的人生目標，才能被接受。當我們忘了這一點，我們帶給病人的痛苦將是野蠻行為。當我們謹記這句話，我們所做的善事將令人激賞。」

於二〇一五年八月發表

慢慢走呀　慢慢看呀

七月我請了三星期假，與內人到美國舊金山灣區探望我家老二，同時老大一家四口也趕來相聚，一起慶祝老二第一個小孩的第一個生日。大家團聚一堂其樂融融，看著現在做父親的兩個兒子與他們小孩的互動，塵封已久的一些兒子童年時的回憶不覺湧上心頭。

記得，我們全家都是堪薩斯市皇家棒球隊的忠實球迷，除了偶爾週末到球場觀賽，電視實況轉播的球賽更不放過。當我們的球隊輸球時，孩子總會要求我離開電視，因為他們深信每次爸爸看，我們就輸球，而好幾次我被逼離開，皇家隊果然逆轉勝。大家回憶這些趣事，都大笑不已。想不到隔天我看電子報時，發現金鶯隊的台灣投手陳偉殷已經有四局都沒有遭到安打，所以有可能將是他來美國以來的第一次完投，我一時興奮，馬上打開電視，結果看到的卻是陳偉殷被對方連續敲出兩支全壘打的慘狀，小孩都說我過去的紀錄還是沒變，大家笑成一團。

星期天老二邀我去舊金山巨人隊棒球場看球賽。這是舊金山大地震以後新建的非常有特色的球場。我去過好幾個美國棒球大聯盟的球場觀賽，但這是第一次發現有這麼一個棒球場，觀眾在高看台上，可以一方面觀賽，一方面看到外野區再過去的迷人海景，美不勝收。由於這剛好是舊金山的巨人隊與奧克蘭的運動家隊對抗，來自兩個都市的球迷可說是勢均力敵，只有像我這種「中立」的觀眾，才有閒情逸致觀賞球場的設施景色，而真正享受到最輕鬆的球賽。同時來回球場的一個多鐘頭的火車上，也給了我們父子倆好久沒有的談心機會，老二看得出我對將來退休的不安，說了許多貼心的話，讓我深感欣慰。

這三星期裡與剛滿一歲的小孫子趴在地上玩，是最大的樂趣。但當小孩子白天送去日間照顧，而父母都去上班時，我們兩老也有許多自己的時間。我最喜歡躺在後院的人工草皮床，沉浸在和風、旭日、鳥叫、風鈴，而慢慢整理思緒，想想過幾年完全退休之後，到底要在何處定居，如何歡度餘生。

這幾天我也才恍然大悟，身體與腦力將無法永遠恆常，而有許多事情，現在不做，將來就不可能實踐，利用這遠離工作環境的假期，剛好讓我好好重新思考各種輕重緩急的目標。同時我也讀到最近一位北大教授饒毅先生在畢業典禮致詞上送給學生的話，「我祝願：退休之日，你覺得職業中的自己值得尊重；遲暮之年，你感到生活中的自己值得尊重。」這幾句饒有哲理的話深深打動了我的心。

這期間我也有機會重溫讀書的樂趣，特別是在兒子的鼓勵下，開始使用iPad看電子書。

我選了美國出版不久的好書《Let Me Heal》，談美國醫學教育，特別是畢業後的住院醫師訓練的發展史，使我深深感到，每個國家醫學教育的發展都要經過篳路藍縷，而後才能柳暗花明又一村。然而我的隱憂是，高科技的發展使得臨床醫學朝向效率化，卻反而忽略了當年美國培育醫生所高度注重的「關懷」、「尊重」、「負責」的精神，也更讓我在這遠離工作環境的假期裡，重新深入地思考醫學教育的真諦。

在這遠離塵囂的日子裡，好幾次浮現心頭的是我中學時代，非常喜歡的朱光潛

《美學》裡的一句話，「慢慢走呀，慢慢看呀」，這種意境是我很久以來已經不再享有的悠閒意境，而很慶幸地在剛踏入「從心所欲不踰矩」一年多，就有機會重拾年輕時對生活步調的憧憬，心中有說不出的感慨。

這幾十年來，「醫師」、「教師」的工作，忙中有趣，不知不覺樂此不疲，而忘卻了生活的藝術。今天在這偶然的機會裡，突然間因為抽離工作的現場，回到一個溫暖的家，讓我能在無憂無慮的幽靜環境裡，重拾年輕往事，而感覺到自己又充了電，同時也對今天自己的幸福，由衷感到慶幸。

懷著感恩的心回到工作崗位，我更明確地知道我往後要做什麼，同時也要提醒自己，「慢慢走呀，慢慢看呀」，好好欣賞以前視而不見的周遭環境之美。

於二〇一五年九月發表

一種米養百種人

今天的門診有兩位病人與家屬，給我留下很深的印象。

一位是五十出頭的中度智障癲癇病人，陪他看病的老父平時十分客氣，但這次卻怒容滿面地對我宣洩對醫界的不滿而令我感到憂心。

這病人上個月因為感冒發燒引發癲癇大發作，而由他所住的醫院附設安養中心轉到該醫院的急診處，想不到一位醫師對他說，病人的白血球高達一萬七，需要住院，但過了幾分鐘之後，護理人員又告訴家屬，病人的白血球目前是八千多，情況穩定，應該可以回去安養中心。

最後他忍不住問他們，到底什麼是白血球，這數字是什麼意思，他都聽不懂，但他關心的是真的需要住院嗎？最後他們說，再做一次白血球檢查，如果不超過一萬的話，就讓他回安養中心。據他說，經過一番折騰，做出來的結果是七千，所以他又被送回安養中心，後來也沒有再發作。

但更讓這位父親憤怒的是，這醫師告訴他，退燒針健保的沒有效，要自付兩百元的才有效。聽著這位老先生涕泗縱橫地訴說醫界的不對，令我深感遺憾。我相信箇中可能有誤會，但我也只能扮演聽眾，而無法盲目地為醫界辯解。

另一位五十多歲的女病人，雖有腦性麻痺、癲癇、肢體僵硬、咬字不清等多種問題，但她智力正常，尚能自理生活。她每三個月來看我一次，每次都由妹妹陪同。她說她最近發現自己所服用的藥有一種非常貴，因此這次來看病之前，用心清點了家裡的藥量，才發現這個很貴的藥家裡還有一個月的分量。所以她要求我這次開藥時，貴的藥只開兩個月，而另一種藥照過去一樣，開三個月的連續處方箋。

根據健保的規定，我們處方箋最多只能開一個月份，而後病人可以每個月回醫院或附近藥房利用連續處方箋，再領下一個月的藥。然而要在電腦上開出兩種藥、且不同時間的連續處方卻有困難。當時想得到的唯一辦法是我可以只給她這貴的藥一個月份，不開連續處方箋，而另一種癲癇藥因為她已快用完，就給她兩個月的連續處方箋，這樣子兩個月以後的回診，她的兩種藥就差不多都快用完，而後的回診就可以兩種藥都開三個月的連續處方箋。但病人本來三個月看我一次就可以，這次將變成兩個月後就得回診。想不到姊妹倆都異口同聲說，他們非常樂意能夠替健保省些錢，提早一個月回診絕不是問題。她們還十分感激，我願意花時間讓她們完成替健保省錢的心願。

這兩個非常鮮明的對比：一個是令人憂心的醫界不當行為，另一個卻是令人欣慰的病人與家屬的用心呵護健保。而那位對醫師徹底失望的老父也表示，台灣並不是所有醫院、醫師都是像他這次所碰到的這般「不合理」；而這位想要替健保省錢的病人也說，她親眼看過不少認為「健保的好處不拿白不拿」的病人。想到這裡，令人不禁想起「一種米養百種人」的台灣俗語。

我最近一直對於台灣一般大眾就醫態度感到非常的憂心，也親眼看到年輕醫學生因為親身的經歷，而後悔學醫，使我擔心如果有理想、有愛心、有能力的年輕人，都因此而不選擇習醫之路，台灣的醫療還有前途嗎？然而，這兩位病人與家屬所說的話，也才使我猛然驚醒，今天醫病之間的「信任」與「尊重」之所以每況愈下，也不盡是社會大眾的態度問題，我們醫界也的確需要自我檢討。

「一種米養百種人」，醫病雙方都要虛心檢討，建立溝通管道，而更重要的是在醫療團隊的背後，醫院過度企業化的經營以及健保給付制度的不合理也絕對與今日台灣的醫界亂象有關。期待透過全民與醫界的溝通平台，對政府與醫院管理界提出合理的建言，並對社會呼籲正確有效的醫療態度，如此才能建構一個理想的醫病互信互重的醫療環境，同時也透過醫療行為的正確指引、落實個人保健與公共衛生的推動，全民做好預防醫學，我們才可能改善全民健康，減少不必要的就醫，做到前監委黃煌雄先生所呼籲的「健保永續，人人有責」。

於二〇一五年十月發表

過世病人的家屬心事有誰知？

今天發現桌上有張小紙條，上面寫著「現在才了解為什麼有人在妻子死後會自殺」。這是三星期前一位正為喪妻之痛所苦的病人在門診告訴我的話，當時來不及整理思緒，就匆匆記下他講的這句話。今天看到這紙條，當天的情境又浮上心頭。

這是一位五十歲左右，長年住在中國大陸經商的病人，結婚多年膝下無子，而太太一直陪他在外打拚，工作相當辛苦。十三年前他因為雙手顫抖來看我，也發現他有憂鬱、失眠的問題，之後他每三個月回台探望老母並看病拿藥，而在規則服藥下，症狀穩定，同時醫病之間也建立了不錯的關係。他每年都做例行的健康檢查，而一切都還不錯，一年半前終於說服他太太也一起做身體檢查，想不到在完全沒有症狀的情形下，太太被發現第四期的大腸癌。之後雖嘗試幾次化療，始終沒有起色，最後太太進入彌留狀態時，他在診間告訴我，太太可能不久於人世，而情不自禁地潸然淚下，使我留下很深的印象。

今年五月太太終於過世，而這次是他喪妻以來的第二次回診，他心情似乎漸趨平穩，而雙手顫抖、失眠的情形也控制得還不錯，然而就在他離開診間前，突然冒出一句，「現在才了解為什麼有人在妻子死後會自殺。」他說，雖然太太過世前，他告訴自己一定要堅強面對這即將發生的考驗，但真正發生時，才發現自己完全無法接受她不在身邊的事實。他也嘗試告訴自己，太太一走百了，不用活得那麼辛苦，而她走了之後，家人也比較能夠過正常的生活。但他說，這些「心理準備」都沒有用，現在才知道喪妻之痛是這樣的難以忍受。說完了這話，他含淚啜泣，後來就在診間放聲大哭，我靜靜的聽他泣訴太太長年陪他經營事業，想不到現在正要享樂的時候，太太卻一病不起。他後悔過去他每年做健檢時，都因為太太節儉成性，未能早點勸她一起做健檢，不然的話癌症應該可以早期發現……。他傾訴心中的罪惡感、歉疚。最後，他告訴我他每天中午都陪老母吃午餐，而弟弟與弟媳每天都來看他，並一再強調不用擔心他會做什麼「傻事」。他說他今天終於說出心裡想說的話，最後他擦乾眼淚，默默地離開診間。

因為這病人使我想起一位同班同學的喪妻。他與夫人定居於加拿大時，太太被發現有乳癌，接受開刀與藥物治療，而後定期追蹤都沒有發現問題，五年過後，據她先生說，加拿大的醫師告訴他們，她可以不必再定期追蹤。後來他們搬回台灣，自己摸到硬塊，看了癌症專科醫師以後，才發現是乳癌復發，並有多處轉移，後來經過幾次化療，轉到醫院時已是接近生命末期。我到病房探望時，看到老友坐在床邊無奈地點頭致意，一時也不知道該說些什麼話。當天下班時已經很晚，走出醫院偏門時，看到一位低頭沉思正在抽菸的男士，想不到這人猛一回頭，大聲叫出我的名字，才認出就是我這位朋友。還記得在昏暗中，他炯炯的雙眼直視著我，因為彼此都是醫師，說些我們習於安慰病人家屬的話也覺得尷尬，一陣靜默之後，他對我說：「你大概很累，趕快回去休息吧！」然後我就離開了。

幾天後，他太太就過世了。事後他與我分享他的「家屬的遺憾」，「為什麼我自己身為醫師，竟然相信這位加拿大的醫師說五年沒有變化，就放心地不再追蹤？」我已經記不起來詳細的病情，但老友當時的懊悔神情還是歷歷在目……。

想到這裡，我不覺想到我的職業比一般人更有機會見到喪親的家屬，但我自問，看過多少家屬能夠無怨無悔地接受摯愛家人過世的事實？為什麼與過世的病人感情越深厚的家屬越會找到「自己的疏忽」而無法原諒自己，有人甚至因此感情失控、發洩到醫療人員、醫院上，而使醫療人員在無法挽回生命而自責時，還要承擔「莫須有」的控訴，遭受醫療糾紛的困擾。

我告訴自己，從今以後在我看到這種場景時，我要以白居易〈長恨歌〉裡的最後這幾句話，「在天願做比翼鳥，在地願為連理枝。天長地久有時盡，此恨綿綿無絕期。」來喚醒自己的同理心，多多關心「過世病人的家屬」。

於二〇一六年一月發表

生老病死

前天，我接到大學時代的同學來電，這位女醫生告訴我，某一位同班同學剛剛過世，她想找我一起送個花圈。她感慨萬千地說，這位剛過世的同學是長我們幾歲，在台大法學院念了幾年，志趣不合才重考進入台大醫科，他學生時代並不是很用功，但畢業以後，雖然開業工作很忙，但還自修不少分子生物學的學問，而經常在醫學會雜誌裡發表他的高見。

她說每個人都會變，有些人年輕時很用功，但畢了業不是工作忙，就是花天酒地，然後她話鋒一轉，在電話中對我說：「賴其萬，你也是一樣，學生時代並不很用功，但後來不曉得怎麼搞地，變得認真看病、教學，完全不是我想像的那樣。」然後調侃我幾句，最後又轉回死亡的話題，她告訴我她很不願意到殯儀館去，尤其最不喜歡的就是瞻仰遺容，讓她覺得非常不自在。

她說，我們做醫生的看過屍體多次，已經麻木了，但是看到本來認識的人躺在棺木裡面，經過濃厚的化妝，一點都不像過去的印象，回家都感到很難受。最後她說了一句：「賴其萬，我不要你來參加我的喪禮。」我不禁回應她：「到底我們誰會先走也不一定！」所以就約定不參加彼此的葬禮。

掛上電話以後，才發現面對無可避免的死亡，我們除了這樣互相調侃以外，難道沒有一個更好的對策嗎？

想想我們從畢業以後，大家碰面時所談到的話題隨著年齡的不同而逐漸蛻變，最先是分享戀愛、結婚、生小孩的喜悅、帶小孩的甘苦談，一段時間以後接著就是父母親生病、甚至死亡的令人唏嘘的共同話題，而中間也穿插了子女結婚，做阿公、阿嬤的幸福，最後呢，開始談到的就是今天所聽到的哪位同學生病，哪位同學過世等。

記得在高中畢業五十週年的大聚會裡，每班同學代表要報告自己班上的同學哪幾個人「先走了」，引起許多令人感傷的追憶，而後大家一起聚餐。大家邊吃邊談中，我才發現有事須先離開會場，所以就向大家道歉說我要「先走」，話一出口就發現此時此地，這句用語實在不當，想不到同桌同學竟然異口同聲齊聲大吼：「賴其萬，不要這樣說！」剎那間愣了一下，然後大家一起哄堂大笑，難道我們真的對死亡只能以戲謔來掩蓋心中的恐懼與憂傷嗎？

想到這裡，我不覺想起一個很少與人分享的年輕時的故事。記得在初中時與哥哥、堂哥一起去烏來露營，早上我去提水時因為剛下過雨，山上石頭很滑，一不小心就從山上一路滾下去，而昏倒在地。

當我醒來時，我發現自己被一個人揹進他的茅屋，我記得他從地上抓了一把野草帶著泥土往我嘴裡塞，接著他要我躺平讓他推拿，我只記得那時渾身發熱，很奇怪地摔得那麼重，但事後一點瘀青都沒有，而且一下子就覺得精神好多了。後來家人終於找到我，而這位原住民親切地告訴家人發生的經過。然後他說，他在我昏迷時，看了我的手相，說我在二十八歲將有一場大劫，如果能度過的話，我可能就會很長壽。

想不到這無稽之談在二十八歲之前還時時浮現心頭揮之不去。二十七歲時我終於見到我心目中的理想情人，而二十八歲那年成婚，等到過了二十九歲，我才與內人談起這段不足為人道也的故事。四十幾年來已經很久沒有想過那位原住民的話，但想到時，就會因為能「多」活了這麼多年，而心存感恩。

我想，既然死亡是無法避免的「必然」，而且也無法預測將在何時發生，我就要養成習慣，隨時帶著感恩的心回顧過去，不管目前所面臨的有多痛苦、不幸，我一定還能找到過去曾經擁有的、值得感恩的片段人生。而抱著感恩的心對事待人，相信也會帶給別人更值得懷念的記憶，而不要以苦痛災難的心情，自怨自艾，責怪別人，留給親朋好友心理負擔。而當那片刻來臨時，我才能帶著感恩的心，瀟灑地揮別人生。

想不到一句朋友的瘋言瘋語，「我不要你來參加我的喪禮。」竟然引起諸多「生、老、病、死」的聯想與啟示。

於二〇一六年三月發表

幾位先輩給我的啟示

在醫學院裡我們常稱呼學長「先輩」（日語發音Senpai），最近三位早我十年以上的先輩正面臨「病」、「老」，而他們的人生歷練給了我很大的啟示。

一位高我十二屆的先輩，年輕時在美國醫學學術界非常有成就，但因為參加台獨運動，而名列黑名單內，長年無法回台。解嚴以後回到故鄉訪問、講學，有一次應邀到某一醫學院演講，一進校園發現有個蔣介石的銅像，他掉頭就走拒絕演講，並且告訴接待的教授說：「只要這銅像不移除，我絕不再踏進這校園。」

二十多年前他開始呈現手抖，而發現他罹患一種常見的老年人退化性腦疾病，但他並不為此而氣餒。首先他由擅長的小提琴改練大提琴，而後他與一位年輕的台裔藥師編撰一本以中文介紹治療這種病的各種藥劑，幫忙在美的台灣同鄉病友。

他回台灣時，也曾經參加病友會，分享自己如何在生活起居方面調適，以保持樂觀進取的人生態度。退休以後他們夫妻搬進兒子住家附近的老人公寓，享受令人羨慕的天倫之樂。

去年七月我去看他時，病情相當嚴重，從二樓走到一樓餐廳，需要停停走走，行動相當困難。想不到病情如此惡化，他還告訴我，日治時期台大醫學院前身（台灣總督府醫學校）的高木友枝校長曾用德文寫了一本鮮為人知的台灣醫學史，而他目前正嘗試將之譯成英文。

今年一月初再去拜訪他時，發現他病情明顯好轉，心情開朗，才知道他已經如願地完成這本書的英譯本，目前正在校對中。看他有說有笑，心中有說不出的快慰。

一位也是高我十二屆的神經科先輩，在他三十多歲時毅然離開美國，回到台大醫院神經精神科服務。當時我剛進入台大醫院開始接受該科住院醫師訓練，他教了我們許多重要的神經科知識、技巧，並且在週末給我們上一系列臨床神經學課程，介紹許多神經醫學新知。

後來因為種種原因，他決定全家離開台灣，搬回以前在美國做研究的偏僻地方，繼續對當地一種奇特罕見的神經疾病進行研究，後來發表了好幾篇有關這種疾病的重要神經學文獻。同時，他四十多年來也在當地行醫行善不遺餘力，而得到社區的肯定。

後來夫妻倆在長時間辛勞照顧老年失智的岳母過世以後，出版了一本令人十分感動的英文著作，而我們感動之餘也將之譯為中文。

很遺憾地，他最近身體明顯衰退，記憶力已不再靈光，而最近因為幾個月來走路困難而回台就醫。我在醫院看到這位當年熱心教我誨我的先輩，而今竟為老、病所苦，不由得對他當年的啟蒙，產生由衷的感激。

一位高我十屆的先輩，與已過世的先生是台大醫科同班同學，三十幾年前為了成全她先生回台服務的心願，犧牲自己與兒女團聚的時光，陪著先生在台灣將近三十年，對台灣的醫學教育貢獻良多。幾年前先生病重返美，在兒女就近照顧下過世，而她自己最近生病以後，接受各種副作用極大的治療，但病情並沒有好轉，而開始接受安寧照護。幾次的電話聯絡雖然可以感受到她對病痛以及來日無多的無奈，但言談間也表現出，她因為當年做了一個重要的人生抉擇，陪伴先生回台完成心願，深感此生無憾，而能瀟灑地接受人生終點的來臨，真是令人讚歎。

從這三位先輩，我看到他們雖然面對「老」、「病」，但並沒有像我常看到的病人所呈現的恐慌、不安、悲觀、憂鬱。這幾天我一直在思考他們之所以能有這般境界，可能是因為他們曾經以自己的專業幫忙病人、學生，曾經為摯愛的故鄉盡力打拚，曾經為心愛的家人圓夢。

他們三人雖然正遭受人生無法避免的台裔美國作家Pauline Chen所稱的「最後期末考」，卻都能感到「此生無憾」，而坦然地面對年老病痛的無奈與即將到臨的人生終點。想到這裡，我恍然大悟三位先輩給我的啟示：繼續沉浸於自己熱愛的工作，繼續為自己的故鄉努力，而在我仍能行動自如的時候，不忘常常探望兒孫，珍惜天倫之樂。

於二〇一六年四月發表

讀書之樂

今天整理書房，找到一本硬書皮的小筆記本，標題是「BOOKS TO CHECK OUT」（要借的書），而封面是圖書館印滿借書、還書日期的借書卡。由裡面所夾的小卡片，才想起這是十幾年前某醫學院老師由國外進修回來時送我這「愛書人」的禮物，她寫道：「想起您演講中提到您在努力讀書、寫書摘，讓他人有機會了解更多有意義的書籍，及接觸更寬廣的人文世界。因此把它留下來給您，希望您用得著。」

這幾天我正好看完一本好書非常感動，很用功地寫出一篇書摘，而卡片上的這幾句話，激起我動筆寫出我的讀書之樂。

這本書的書名是《When Breath Becomes Air》，譯為《當呼吸化為空氣》。作者是去年死於肺癌的美國印度裔神經外科醫師兼名作家保羅．卡拉尼提（Paul Kalanithi）醫師。這位英年早逝的醫師在這本書裡闡述自己由醫師變為病人的各種感觸，並由其個人追求文學、哲學、歷史之後，想藉由醫學，尤其是腦科學，來追求人生意義的心路歷程。以下容我看完好書，寫完書摘，但仍意猶未盡之際，寫出我的讀書之樂：

第一、讀書可以吸收新知，對自己的專業，或是對於人生的了解有幫忙。但更神奇的是，有時自以為這是怎麼樣的書而讀，但讀了之後才知道是「誤會」，但卻得到了意想不到的收穫，而更加快樂。

第二、讀書有時會覺得像是在與作者談心，尤其是看到作者所說的正好是自己所想的，這種「於我心有戚戚焉」的喜悅，最是讀書之大樂。這本書的序是出自史丹佛大學醫學院的內科名教授兼名作家亞伯拉罕・佛吉斯（Abraham Verghese），而其中有這麼一段話：「請你傾聽保羅所說的話。在他字裡行間的間歇，你也傾聽自己想要回應的話。而那就是他想要傳達的訊息。我感受到了。我希望你們也可以感受到。」這非常傳神地表達了，讀書的一大樂趣就是與作者對談。

第三、讀書使我們有機會了解我們沒有經歷過的人生經驗，而打開眼界與胸懷，這種收穫就不只是知識的增加，也是智慧的累積。同時也正如這位作者在書中所提到的，我們可以利用別人所提供的經驗，引發自己更多的反思，探尋人生的意義。

第四、在我的專業裡，有時我會透過介紹好文章給病人或家屬，幫忙他們找到信心與智慧，以面對人生無法避免的老、病、死。我剛看完的這本好書的作者由文學轉而學醫，而病中也見證文學帶給人生的慰藉與奮鬥的勇氣。同時他也提到，他的癌症專科醫師不願意回答他，「我還能夠活多久？」但勸他多思考「人生最重要的意義是什麼？」由這經驗，他終於頓悟，「病人所要追尋的並不是醫師所想要隱藏的科學知識，而是病人需要自己找到自我存在的真實性。」

最後，我認為讀書有時會觸類旁通，甚至使你想起一些故人軼事。最近讀到的這本書，使我想起兩位已經不在人間的美國摯友。一位是曾經到神經內科接受我指導的神經外科住院醫師，他在神經外科住院醫師訓練的最後一年死於癌症，而我曾以「別讓命運終結夢想的心」為題，抒發我對他的懷念。

重讀此文，心中不勝唏噓。同時這本書也使我想起一位我非常尊敬的長者，他是我加入堪薩斯大學醫院時的神經科主任。他由哈佛大學英國文學系畢業之後，才決定進入哈佛醫學院，是一位人文關懷與醫療技術並重的好醫師。我們共事十九年，他對我是亦師亦友，我由他身上感受到如何成為良醫的「身教」。讀了這本書，使我聯想到這兩位已經遺忘多年的好友，享受到有如故人重逢的喜悅。

最後，我想引用好友侯文詠醫師替拙作《賴其萬醫師的心靈饗宴》寫序的這段話，來為我這篇〈讀書之樂〉畫龍點睛：「於是我們繼續閱讀、甚至書寫。儀式似地，試圖一遍又一遍連結那個更大的世界。在那個世界裡，善良、無知、希望一點也不匱乏，而高貴、優雅更是一點也不孤獨，只有那樣，我們才真正感到一種安心，不管發生了什麼，都可以繼續下去的那種安心。」

於二〇一六年六月發表

休息是為了走更遠的路

七月我們到美國探親度假。先到北加州二兒子家歡度小孫子兩週歲生日，而後大兒子一家四口，小兒子一家三口，一起在北加州度假勝地「太浩湖」（Lake Tahoe）相會，租了一個擁有四個客房的大房子玩了一星期，而後再到洛杉磯探望我二姊與小姨。

在這一個月的假期中，我與內人終於享受到兒孫繞膝的天倫之樂。「太浩湖」是坐落在七千英尺高的自然湖，湖光山色、藍天白雲，美不勝收。與兒孫一起健行、戲水，真是人間天堂。同時在與兒子對話中，才發現自己過去就父親、丈夫的角色而言，因為放不下工作，而遠不如兩個兒子這般出色盡責。

在與幾位年長的老友重逢時，深切感到彼此都已身不由己地步入老年，而領悟到凱思林・辛《當我老去：迎接平靜覺醒的晚年》所說的：「讓自己成為一個成熟的人，而不是比別人年長、年老而已。」

同時，在這段沒有壓力的日子裡，發現自己完成了不少自己都不覺得是「工作」的工作，並有一些意想不到的收穫。在機上看了一部令我非常感動的日片《長崎：我對亡兒的回憶》，並發現飾演這位媽媽的演員竟是我們中學時代的青春偶像吉永小百合。在漫無目標地搜索 YouTube 時，居然找到了詮釋貝多芬的權威 Daniel Barenboim，以鋼琴兼指揮，與馬友友大提琴、Itzhak Perlman 小提琴的絕配所演奏的貝多芬三重協奏曲。這些意外收穫，更使這溫馨的探親假期錦上添花。

回到工作崗位，想不到自己行醫已快半世紀，但看到病人還是那般興奮。一位七十出頭的退休數學老師，因為語言障礙看了我一段時間，查不出大腦或小腦的病變，上次門診我告訴她也許這與憂鬱有關，而開了抗憂鬱劑。想不到這次回診，語言表達能力進步很多，還主動告訴我，她開始用智慧型手機拍自己的照片，發現自己的臉孔越來越有表情，也發現自己過去所畫的圖，都像「秋冬」，而現在的圖都像「春天」。她說，這種心情的改變使她的觸角變得更敏銳，而開始發現生活是充滿樂趣與幸福。

一位照顧多年的四十多歲癲癇病人，當天在門診與我談及兩年內父母相繼過世的諸多感觸。她拿出智慧型手機，給我看她父親死前在病榻寫的字，她說，當時父親已經十分虛弱，寫出「天天餘多」四個字，並且告訴她：「每天多出來的時間都沒有意義」，而這句話幫忙了她們姊妹決定不要插管，讓父親安詳地過世。她說，最近看到父親寫的這幾個字，心中感慨無限，非常欣慰父親最後能給家人重要的提示，使大家最終都感到無憾。

看完病人吃過午飯後，心裡還在想著今天為什麼有些病人會告訴我這麼多心底的話。突然想起哈佛大學前醫學院院長費德曼教授（Dr. Daniel Federman）幾年前來台訪問時，親口告訴我的故事。有一次教學迴診，他要離開病人時，問了一句：「你還有什麼話想跟我說嗎？」想不到病人很突兀地回答：「如果你有誠意要跟我談話，請你拉個椅子坐下來，不然你們這些大教授來去匆匆，又有這麼多學生與住院醫師在旁，我們做病人的都感到壓力，實在很難啟口。」

他說從那以後，他和學生一起迴診時，總會主動拉個椅子坐下來，與病人縮短距離，而很神奇地發現，因為自己態度的轉變，明顯地改善了他與病人的溝通，使他能在很短的時間內就看出病人真正的問題所在。因此他常提醒住院醫師、學生們，「親切的態度與關懷是無法取代的臨床技巧」，而更使他驚奇的是，雖然自己覺得用更多時間傾聽病人，但整個迴診的時間算起來並沒有增加許多。他語重心長地說：「看病、教學，只要你有誠意，會更有效率，而絕不會因而耗費更多的時間。」

今天，我深深覺得這次度假回來，身心舒暢，好整以暇地看病，病人可能因此而願意與我分享更多心內的話，而使我更進一步了解他們的病情。這經驗使我更能體會「休息是為了走更遠的路」這句話，而領悟了休假對工作的重要。

於二〇一六年九月發表

國家圖書館出版品預行編目 (CIP) 資料

杏林筆記 2：行醫路上的生命沉思 / 賴其萬著
-- 初版 . -- 臺北市：經典雜誌，慈濟傳播人文志業基金會，2016.11
336 面；21×15 公分
ISBN 978-986-6292-83-5 (平裝)

1. 醫病關係 2. 醫學倫理

419.47 105019410

杏林筆記 2 行醫路上的生命沉思

作　　者／賴其萬
發 行 人／王端正
總 編 輯／王志宏
叢書主編／蔡文村
叢書編輯／何祺婷
美術指導／邱金俊
美術編輯／蔡雅君
封面題字／林子夷
內頁排版／極翔企業有限公司
出 版 者／經典雜誌
　　　　　財團法人慈濟傳播人文志業基金會
地　　址／台北市北投區立德路二號
電　　話／02-2898-9991
劃撥帳號／19924552
戶　　名／經典雜誌
製版印刷／禹利電子分色有限公司
經 銷 商／聯合發行股份有限公司
地　　址／新北市新店區實橋路 235 巷 6 弄 6 號 2 樓
電　　話／02-2917-8022
出版日期／2016 年 11 月初版
定　　價／新台幣 320 元

ISBN 978-986-6292-83-5 (平裝)
Printed in Taiwan